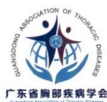

广东省胸部疾病学会　组织编译

Techniques in Minimally Invasive Thoracic Surgery

微创胸外科实用技术

原著　[韩] Kwhanmien Kim　　[韩] Seokjin Haam　　[韩] Hyun Koo Kim

主译　王光锁

中国科学技术出版社

·北　京·

图书在版编目（CIP）数据

微创胸外科实用技术 / (韩) 金寬旼等原著；王光锁主译 . —北京：中国科学技术出版社，2024.6
书名原文：Techniques in Minimally Invasive Thoracic Surgery
ISBN 978–7–5236–0637–7

Ⅰ . ①微… Ⅱ . ①金… ②王… Ⅲ . ①显微外科学—胸部外科手术 Ⅳ . ① R655

中国国家版本馆 CIP 数据核字（2024）第 078367 号

著作权合同登记号：01-2023-5370

策划编辑	黄维佳 刘　阳
责任编辑	黄维佳
文字编辑	方金林
装帧设计	华图文轩
责任印制	徐　飞

出　　版	中国科学技术出版社
发　　行	中国科学技术出版社有限公司
地　　址	北京市海淀区中关村南大街 16 号
邮　　编	100081
发行电话	010-62173865
传　　真	010-62179148
网　　址	http：//www.cspbooks.com.cn

开　　本	710mm×1000mm　1/16
字　　数	176 千字
印　　张	11.5
版　　次	2024 年 6 月第 1 版
印　　次	2024 年 6 月第 1 次印刷
印　　刷	北京盛通印刷股份有限公司
书　　号	ISBN 978–7–5236–0637–7 / R·3250
定　　价	128.00 元

译者名单

主　译　王光锁

副主译　黄同海　杨 林

译　者（以姓氏笔画为序）

丁光贵　丁培堃　万　军　王　健　王家庆　文玉欣

任康奇　孙学峰　李世轩　李国锋　李泽遥　杨　雨

邱章文　沈泽林　陈　林　饶展鹏　洪英财　凌协安

郭燕华　彭　彬

内容提要

本书引进自 Springer 出版社，由韩国首尔大学盆唐医院的 Kwhanmien Kim、韩国亚洲大学附属医院的 Seokjin Haam、韩国高丽大学九老医院的 Hyun Koo Kim 等胸外科专家联合编撰，并得到了韩国胸部肿瘤外科协会（KATSO）的全力支持。全书共三篇 19 章，涵盖了肺切除术、食管切除术、胸腺切除术，以及各种术后并发症的处理、非气管插管胸外科手术等内容，不仅介绍了胸外科手术所需的最新外科技术，还对电视辅助胸腔镜手术（VATS）和机器人辅助胸腔镜手术（RATS）进行了重点阐释。本书内容实用，贴近临床，配图丰富，可供广大从事微创手术的胸外科医师借鉴参考。

主译简介

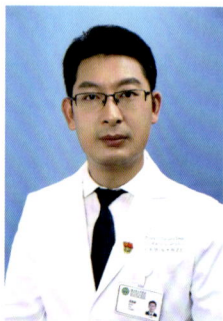

王光锁　外科学博士，暨南大学和南方科技大学教授、博士研究生导师、博士后合作导师，哈佛大学医学院访问学者。暨南大学第二临床医学院、南方科技大学附属第一医院、深圳市人民医院胸外科主任，深圳市呼吸疾病研究所副所长，广东省人工智能辅助治疗技术培训基地主任，广东省胸外科专业质量控制中心副主任，深圳市保健会诊专家，深圳市医学重点学科、广东省临床重点专科、广东省高水平医院"登峰计划"重点建设学科带头人。世界华人肿瘤医师协会胸部肿瘤分会青委会副主任委员，中国医师协会胸外科医师分会胸壁与纵隔学组委员，中国抗癌协会食管癌专业委员会委员，广东省医学会机器人外科学分会副主任委员、胸外科学分会副主任委员，广东省医师协会胸外科医师分会副主任委员，深圳市医师协会医学机器人外科应用专业委员会主任委员。在微创胸外科、胸部肿瘤以手术为主的综合治疗和终末期肺病的全流程管理方面见解独到和技艺高超，尤其擅长单孔胸腔镜、机器人微创胸外科、自主呼吸麻醉无管手术、气管外科、复杂疑难胸外科手术、临床肺移植等。完成国际首例单孔全胸腔镜袖式肺段切除治疗早期肺癌，最早采用膈神经低位区域阻滞实现自主呼吸麻醉精准肌松。近年来，主持海外高层次人才孔雀计划、省自然科学基金等省部级课题 9 项，学术成果在 *Molecular Cancer* 等权威期刊上发表。先后荣获深圳好医生、岭南名医、深圳市人民医院十大名师、深圳市十大杰出青年、深圳市五一劳动奖章、广东医院优秀临床科主任、全国卫生健康系统先进工作者等称号。主编或参编中英文专著 8 部，以第一作者或通讯作者身份发表 SCI 收录论文 30 余篇。

中文版序

胸腔镜外科是一门历久弥新的学科，随着技术的迭代升级，其内涵也在不断丰富和完善。胸腔镜外科不仅改变了胸外科疾病的治疗理念，还被认为是自体循环问世至今胸外科领域的又一重大技术革命。

我国微创胸外科始于 1992 年，经过 30 余年的发展，不论是单孔胸腔镜手术还是机器人辅助人工智能手术，都日趋成熟并形成我国的技术特色。

王光锁教授带领的深圳市人民医院胸外科团队是一个年轻、充满激情、富有活力的团队，他们在临床和科研方面都颇有建树，并有着自身独特的风格。他们紧跟现代胸外科的发展方向，将这部韩国胸部肿瘤外科协会（KATSO）主导编写的实用专著的中文译本呈现给国内广大读者，对国内同行了解韩国胸外科学界的培训计划及微创技术大有裨益。

书中涵盖了三种目前最常见胸外科手术（VATS 或 RATS 肺叶肺段切除术、食管癌根治术、胸腺切除术）的手术流程与技术要点、术后并发症的处理，以及无管胸外科手术的韩国经验。全书图文并茂，不仅清晰明了地标注了术野中的解剖结构，还对手术步骤进行了细致入微的描述，可操作性很强；既可帮助胸外科年轻医师缩短学习曲线，亦有助于有经验医师进一步学习提高。

"路漫漫其修远兮，吾将上下而求索。"胸外科的未来在于传承与创新，扎实的胸外科理论和解剖知识、规范娴熟的外科操作技术和刻苦钻研的工匠精神是成为一名成功胸外科医师的基础。相信这部优秀的译著可以成为国内胸外科同行的良师益友。

中华医学会胸心血管外科学分会常务委员
上海市肺科医院胸外科临床首席专家

译者前言

Kim 教授主编的实用专著 *Techniques in Minimally Invasive Thoracic Surgery* 在韩国胸外科学界影响深远，书中详细描述了采用微创胸外科技术（包括 VATS 或 RATS）进行三种最常见胸外科手术（肺切除术、食管切除术和胸腺切除术）的手术流程与技术要点、术后并发症的处理，以及非气管插管胸外科手术。笔者有幸拜读原著，深受启发。

我国胸腔镜手术起步于 20 世纪 90 年代，胸腔镜手术具有伤口小、美观性好、疼痛轻、术后恢复快、住院时间短、后遗症少等优点，深受广大胸外科医师的推崇及患者的欢迎。国内胸腔镜技术深受美国 McKenna 教授和 D'Amico 教授、法国 Gossot 教授、西班牙 Diego 教授等的影响，自 2003 年开始发展迅猛，井喷式地出现了多位代表人物及多种技术，如今我国胸腔镜手术技术已形成了自己的技术风格。尽管我国 VATS 技术早已普及，但各地区的发展仍不平衡。

深圳市人民医院胸外科团队于 1994 年开展首例胸腔镜手术；于 1998 年在国内率先开展单操作孔肺叶切除术；于 2012 年在国内率先开展单孔全胸腔镜肺癌根治术；于 2014 年系统、规模开展自主呼吸麻醉微创胸外科手术，在国际上首先使用膈神经低位区域阻滞精准肌松技术优化自主呼吸麻醉方案；于 2014 年成熟开展肺段切除术并向全国推广，同时完成国际首例单孔全胸腔镜袖式肺段切除治疗早期肺癌。同时，在人工智能的大趋势下，我们于 2019 年规模开展达·芬奇机器人辅助肺癌根治术、食管癌根治术、纵隔肿瘤切除术。微创手术量、疑难手术例数、创新术式等位居国内前列。2023 年，医院成功获批广东省人工智能辅助治疗技术培训基地。总结我们团队 30 年的微创胸外科发展历程和经验，紧跟现代胸外科的发展方向和技术热点，取长补短、审慎创新是我们自成一体的关键所在。此次翻译出版此书中文译本，对国内广大胸外科医师全面了解现阶段广泛认同的 VATS 标准操作流程颇有助益。本书亦可作为了解韩国胸外科学界治疗胸部疾病精准手术原则和微创技术独特风格的参考资料，有助于为更多已掌握 VATS 技术的人士开拓思路。

  在本书翻译过程中，在无碍国内读者理解的前提下，我们尽可能保持了原著者的阐释风格，但由于中外术语规范及语言表述习惯有所不同，中文译本可能遗有一些疏漏或不足之处，恳请广大读者批评指正。"一花独放不是春，百花齐放春满园。"相信此中文译本可为国内胸外科同道提供借鉴。

深圳市呼吸疾病研究所副所长
深圳市人民医院胸外科主任

原书前言

在韩国，电视辅助胸腔镜手术（video-assisted thoracic surgery, VATS）于 1992 年首次用于治疗气胸。1993 年，VATS 肺叶切除术被用于治疗一名肺部良性疾病患者。2003 年，本书主创之一 Kwhanmien Kim 教授第一次对肺癌患者进行了 VATS 解剖性肺叶切除术并完全清扫了纵隔淋巴结。从那时起，VATS 迅速取代开胸手术，并通过韩国胸部肿瘤外科协会（Korean Association of Thoracic Surgical Oncology, KATSO）制订的标准培训计划，成为韩国的常规手术。此外，机器人辅助胸腔镜手术（robot-assisted thoracic surgery, RATS）已成为治疗食管癌、纵隔肿瘤和肺癌的替代手术。正是由于一些先驱者的热情和标准培训计划的制订，韩国胸外科医师开发的手术技术已传播到世界各地并得到了广泛认可。

本书并不是一部胸外科教科书。相反，本书旨在为读者提供广泛的可靠技术和有效措施，这些技术和措施在我们的经验中被证明是安全有效的。微创胸外科技术包括通过 VATS 或 RATS 进行三种最常见的胸外科手术（肺切除术、食管切除术和胸腺切除术）、术后并发症的处理，以及非气管插管胸外科手术。著者已巧妙地实现了我们的目标，即告知读者治疗胸部疾病所需的精准手术原则。

我们非常感谢 KATSO 成员的支持。没有他们的奉献和赞助，本书不可能顺利编撰出版。我们希望本书能够帮助读者巩固对胸外科手术的理解，并将其技术提升到更高的水平。

Kwhanmien Kim
Seongnam, Republic of Korea

Seokjin Haam
Suwon, Republic of Korea

Hyun Koo Kim
Seoul, Republic of Korea

目　录

上篇　肺

中篇　食　管

下篇 其 他

上篇　肺

Lung

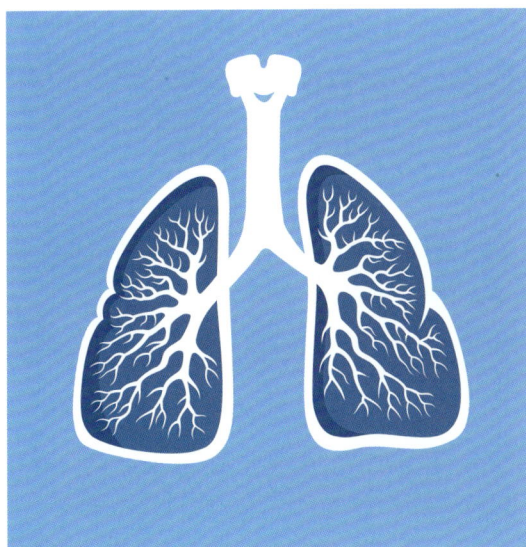

第 1 章　微创胸外科方案的建立
Establishment of a Minimally Invasive Thoracic Surgery Program

Jong Ho Cho　著

摘　要：微创胸外科的建立是一项复杂而艰巨的任务。电视辅助胸腔镜手术（video-assisted thoracic surgery, VATS）是一种胸腔镜辅助进行胸外科手术的微创外科技术，能达到更小创伤的目的。首次计划和组建肺癌或食管癌的微创外科团队并不是一件简单的事情。外科设备的技术进步和外科医生技能的提高是微创手术发展的基石。本章将回顾微创胸外科手术的意义，并讨论了如何为 VATS 手术建立团队。

关键词：电视辅助胸腔镜；微创手术；外科

近年来，胸外科手术领域出现了向 VATS 转变的趋势。VATS 是一种新的手术方式，不像过去那样需要切开肋骨或胸骨才能切除肺癌、食管癌或纵隔肿瘤。一般来说，微创手术的特点是更轻的疼痛、更短的住院时间和更少的并发症 [1]。它还使外科医生能够在避免与大切口相关主要风险的情况下，进行新的、复杂的和常规的手术。

VATS 只是最早的微创手术类型之一，而机器人手术是一种新型的微创手术，它不仅为外科医生提供了放大的三维视图，而且具有更好的灵活性和控制性。我们可以利用这些先进的机器人手术技术，在大多数胸外科手术中实现优异的手术效果并保持良好的安全性。

胸腔镜手术在处理早期肺癌的技术安全性和肿瘤学安全性方面已被全球认可 [2, 3]。最近有报道称，由于外科技术的发展，在肺癌患者的复杂病例中 [4]，也可以用微创技术进行大多数胸外科手术。然而，即使是微创手术，也存在麻醉、大出血和感染等并发症的风险[5]。因此，非常重要的一点是在 VATS 准备过程中要有备用计划应对如肺动脉大出血等严重并发症[6]。

一、组建一支优秀的微创外科手术团队

（一）团队合作

一般来说，在手术过程中，患者能够得到医疗团队更多的关注。患者由 1 名外科医生、1 名或 2 名助手、麻醉医生和护理人员负责。虽然手术团队的每个成员都有自己的职能，但是就像演奏交响乐一样，每个团队成员都必须与其他成员合作，才能取得好的效果。患者的生命掌握在手术团队的手中，所以在手术室里应将其视为首要的事情。在紧急情况下，每个人都必须快速有效地投入，以便给患者带来最好的结果。手术团队不仅需要熟悉手术流程，如何操作机器（如外科机器人系统）、器械和手术物品，还要了解和信任彼此，合作和体谅他人。作为团队的优秀成员，一个人如果不全心全意地投入工作，而只是试图简单地完成自己职责范围内的工作，就会造成团队合作的不和谐，使手术室的工作难以协调一致。

外科团队包括一系列的专家，他们需要紧密合作才能使手术成功。一个错误、误判或反应迟缓都会带来灾难性的后果。为了发展最好的外科团队，我们必须成为尽可能好的领导者。*Harvard Business Review* 上就有一篇关于建立外科团队方法的优秀文章[7]，文章提出了发展一个成功团队的几个因素。

（二）创建学习型团队

外科医生作为团队领导者，应该遵循最新的二级学科教科书中的知识，快速掌握新的医学技能，将它们与同事分享，并建立一个由四个部分组成的团队，同时维护团队内部相互协同的工作模式[7]。新的卫生保健策略越来越注重跨学科团队合作作为其核心。日益复杂化的外科环境对外科护理提出更高的要求，并逐渐发展成建立多学科协作团队，以取代更传统的个人主义的外科医生 - 助理 - 护士关系。虽然我们已经面临着严峻的竞争，但是在外科住院医师每周 80 小时的工作环境中完成跨学科交流，也是一项相当大的挑战。对于外科专家来说，与其他进行过一定时期培训的同事合作，可能是一个更好的策略。

（三）构建挑战

正确定义挑战对我们在外科领域的成功至关重要。挑战传统是指有人用一个完全不同的方式回答一个问题，这种方式是提问者从未预料到的，但他或她认为这种方式可以解决问题。引入新的外科手术方法给微创手术的团队成员带来了比平时更大的压力。外科医生必须帮助他们的团队完成接受并熟练新的外科技术这一重要的新挑战。即便如此，建立正确的创新挑战对于外科团队尤为重要。

（四）建立一个有利于沟通和创新的心理安全环境

领导者的创新和创造力被接受的环境是重要的，而团队成员可以互相交流，不会因为说出想法、提出问题或错误受到惩罚或羞辱。这对领导者和团队成员都很重要。这要求助手们有能力充分表达想法或做出贡献，而不用担心对自己的能力或自己的地位产生负面影响[7]。要求有足够的勇气去承担自己的错误，并从中学到知识，相信自己的工作环境和同事，且并不会因为这样做而感到羞耻[7]。

（五）准备工作

重要的是要经常准备手术的基本要求、使用的器械、手术的顺序和手术的材料。为了准备好手术前所需的所有物品，应该列出可能的手术材料和器械并加以准备。

外科实践发展迅速，一部分原因是患者越来越复杂，他们的疾病越来越严重，另外一部分原因是新技术的迅速发展，以及大量的证据支持最佳策略。例如，早在 2002 年，机器人手术系统在肺叶切除术中得到应用[8]。从那时起，机器人辅助 VATS 肺叶切除术在治疗肺癌方面变得更加流行，技术的快速发展促使许多中心启动了机器人手术[9,10]。

（六）做最坏的打算，抱最好的希望

伟大的事业通常是冒着巨大的风险完成的。

——Herodotus（公元前 484—公元前 402 年）

（七）中转为开胸或胸骨切开术

如果必须从 VATS 转到开胸手术，不应犹豫不决。外科医生必须随时准备好中转开胸的可能，并应与团队成员演练这种可能性。对于 VATS 肺叶切除术，术中

转换为开胸手术的发生率为 5%～23%，近 50% 的转换是在紧急情况下进行的 [11, 12]。事实上，外科医生应该为中转开胸手术制订其适当的标准。例如，Dunning 和 Walker[13] 建议，外科团队应使用一个合理的参数来决定中转开胸的时机。这个时机可能是肺动脉在 1.5～2h 内没有离断。

（八）术中出血的管理

尽管越来越多的研究发现 VATS 肺叶切除术在围术期的结果上优于传统的开胸肺叶切除术 [1, 14]，但微创手术仍然存在围术期并发症出现的风险，如围术期出血。VATS 手术中的一个主要问题是，在手术过程中试图解剖肺血管或其他大血管可能导致严重出血，而通过小切口止血是很困难的。外科医生应随时准备一个海绵棒，以便在出血发生时立即压迫来控制止血。以下是笔者自己用于管理 VATS 肺叶切除术中大出血的安全规则。

VATS 肺叶切除术中发生大出血时的处理如下。

1. 寻求帮助：麻醉医生、心脏外科医生或高年资胸外科医生。

2. 输血：向护理人员或其他人要求大量输血。

3. 冷静并压迫：术者需冷静，平复心情，准备一个海绵棒，并立即用海绵棒压迫止血。

4. 决定是否真的需要开胸手术。

5. 显露肺动脉主干或受伤血管的近端部分。

6. 用缝合线或纤维蛋白黏合剂贴片固定受伤血管。

（九）术后离开手术室前检查所有可能的因素以防止再次手术

离开手术室之前，必须确保整个手术过程顺利完成。尤其是在肺癌手术后关胸之前，必须检查几个因素，以防止出现诸如支气管胸膜瘘、肺扭转、出血和持续性漏气的术后并发症。以下是笔者在肺叶切除术后离开手术室之前必须核对的项目清单。

1. 气道：检查支气管残端。

2. 出血：检查血管残端（肺动脉 / 静脉、支气管动脉）和切口部位。

3. 循环：检查静脉回流。

4. 引流：检查胸管或导管的适当位置。

5. 复张：检查是否有足够的肺复张。

6.肺裂：检查肺裂是否完整（可能发生扭转）。

（十）记录质量报告和反馈

此外，外科医生必须保持细致的围术期记录，并记录质量报告，这是所有新的外科手术的必修课。界定和衡量各个影响因素如何影响手术结果，是一个重要且具有挑战性的任务。至于围术期的并发症，应该详细记录发生并发症的过程、影响及相应的解决方案，以便工作人员积累经验，提高手术水平。基于这些记录，外科医生可以使用微创技术进行更复杂的手术，这是目前该领域正在做的事情。

二、小结

外科医生应该不断思考为什么我们要做微创手术，并从患者的角度来看待它。当然，任何外科医生都可以追求微创手术，因为它可以为患者提供更好的手术结局、更快的恢复和更少的并发症。

然而，外科医生可能会在复杂而困难的病例中避免选择微创手术。微创手术需要承担一定的风险和做好充分准备才能成功。我们必须不断与我们的团队成员合作，继续提高我们的手术技能，熟练适应新的设备，并灵活使用新的技术。

最后，我想与大家分享我的老师和导师 Young Mog Shim 教授的一句话：手术应采取对患者最好的手术方法，而不是对外科医生最舒适的手术方法。

参考文献

[1] Nwogu CE, D'Cunha J, Pang H, et al. VATS lobectomy has better perioperative outcomes than open lobectomy: CALGB 31001, an ancillary analysis of CALGB 140202 (Alliance). Ann Thorac Surg. 2015;99:399–405.

[2] Swanson SJ, Herndon JE 2nd, D'Amico TA, et al. Video-assisted thoracic surgery lobectomy: report of CALGB 39802: a prospective, multi-institution feasibility study. J Clin Oncol. 2007;25:4993–7.

[3] Yan TD, Black D, Bannon PG, McCaughan BC. Systematic review and meta-analysis of randomized and nonrandomized trials on safety and efficacy of video-assisted thoracic surgery lobectomy for early-stage non-small-cell lung cancer. J Clin Oncol. 2009;27:2553–62.

[4] Solli P, Bertolaccini L, Droghetti A, et al. 2016 Annual report from the Italian VATS Group. Future Oncol. 2018;14(6s):23–8.

[5] Boffa DJ, Kosinski AS, Furnary AP, et al. Minimally invasive lung cancer surgery performed by thoracic surgeons as effective as thoracotomy. J Clin Oncol. 2018;36:2378–85.

[6] Liang C, Wen H, Guo Y, et al. Severe intraoperative complications during VATS lobectomy compared with thoracotomy lobectomy for early stage non-small cell lung cancer. J Thorac Dis. 2013;5:513–7.

［7］ Edmondson A, Bohmer R, Pisano G. Speeding up team learning. Harv Bus Rev. 2001;79:125–32.

［8］ Melfi FM, Menconi GF, Mariani AM, Angeletti CA. Early experience with robotic technology for thoracoscopic surgery. Eur J Cardiothorac Surg. 2002;21:864–8.

［9］ Moller T, Egberts JH, Eichhorn M, et al. Current status and evolution of robotic-assisted thoracic surgery in Germany-results from a nationwide survey. J Thorac Dis. 2019;11:4807–15.

［10］ Zirafa CC, Romano G, Key TH, Davini F, Melfi F. The evolution of robotic thoracic surgery. Ann Cardiothorac Surg. 2019;8:210–7.

［11］ Lim CG, Shin KM, Lim JS, et al. Predictors of conversion to thoracotomy during video-assisted thoracoscopic surgery lobectomy in lung cancer: additional predictive value of FDG-PET/CT in a tuberculosis endemic region. J Thorac Dis. 2017;9:2427–36.

［12］ Samson P, Guitron J, Reed MF, Hanseman DJ, Starnes SL. Predictors of conversion to thoracotomy for video-assisted thoracoscopic lobectomy: a retrospective analysis and the influence of computed tomography-based calcification assessment. J Thorac Cardiovasc Surg. 2013;145:1512–8.

［13］ Dunning J, Walker WS. How to set up a VATS lobectomy program. Ann Cardiothorac Surg. 2012;1:43–6.

［14］ Puri V, Patel A, Majumder K, et al. Intraoperative conversion from video-assisted thoracoscopic surgery lobectomy to open thoracotomy: a study of causes and implications. J Thorac Cardiovasc Surg. 2015;149:55–62.

第2章 胸腔镜肺楔形切除术治疗原发性自发性气胸

Video-Assisted Thoracic Surgery Wedge Resection for Primary Spontaneous Pneumothorax

Duk Hwan Moon　Bong Jun Kim　Wongi Woo　Sungsoo Lee　著

摘　要：在许多医疗机构中胸外科医生最常用胸腔镜肺楔形切除术或肺大疱切除术治疗原发性自发性气胸（primary spontaneous pneumothorax，PSP）。本章对胸腔镜手术治疗 PSP 的各种技术和这些技术的优缺点进行了概述，并给出了一些建议。此外，本章还讨论了切除部位的覆盖技术和材料，因为越来越多的证据表明，这可能比手术技术更能影响复发率。

原发性自发性气胸 (PSP) 的患者的复发是很常见的。在许多医疗机构，最常用于治疗 PSP 的方法是手术治疗，如肺大疱切除术或肺楔形切除术 [1, 2]。然而，在某些情况下，也可以考虑非手术治疗，如结扎锁结扎或胸膜固定术 [3, 4]。尽管如此，手术方法被认为是最有效的治疗方法，可以最大限度地降低 PSP 患者再次复发的风险 [5]。在手术治疗领域，有大量的证据表明，微创手术方法，如胸腔镜手术（video-assisted thoracic surgery，VATS），比传统的非微创技术（如开胸手术）更受欢迎。这是因为前者已被证明可以减少术后疼痛和缩短恢复时间，使患者能够快速康复到日常生活。此外，与开胸手术相比，VATS 患者保留更好的肺功能。自从 Schramel 等于 1996 年发表了一篇关于 VATS 气胸手术的论文后，几乎所有的 PSP 手术都是用 VATS 进行的；事实上，可以肯定地说，所有的胸外科医生都会一致选择 VATS 来治疗 PSP。由于近年来手术器械和麻醉技术的发展，VATS 既可以通过单孔或多孔入路进行，也可以通过清醒或非插管技术来治疗 PSP。

一、PSP 手术适应证

虽然复发性 PSP 通常是手术治疗的指征，但由于胸腔镜手术已经被广泛接受和普及，许多医疗机构开始使用 VATS 来治疗首次发生的 PSP。此外，由于有报道显示 PSP 的复发率高于 70%，如果在胸部 CT 或胸部 X 线片上清楚地发现肺大疱，那么就进行 VATS 肺大疱切除术或 VATS 肺楔形切除术以简单有效地降低复发率 [2]。另外，以下情况也可以作为手术治疗的指征：双侧 PSP，持续漏气 4～5 天，伴有可能引起血流动力学紊乱的情况，如张力性气胸或血胸；肺完全复张失败；存在可能影响生活和职业的风险。不过，据我们所知，关于 PSP 的手术指征没有前瞻性随机研究。由于疾病的性质和伦理问题，难以实施这样一项大规模的研究。

二、使用 VATS 的 PSP 手术

患者取侧卧位，手术台弯曲或者不弯曲 30°，打开肋间隙（图 2-1）。目前，最常用的胸腔镜手术技术是使用三孔进行的；一个放置在腋中线第 7 肋间，另

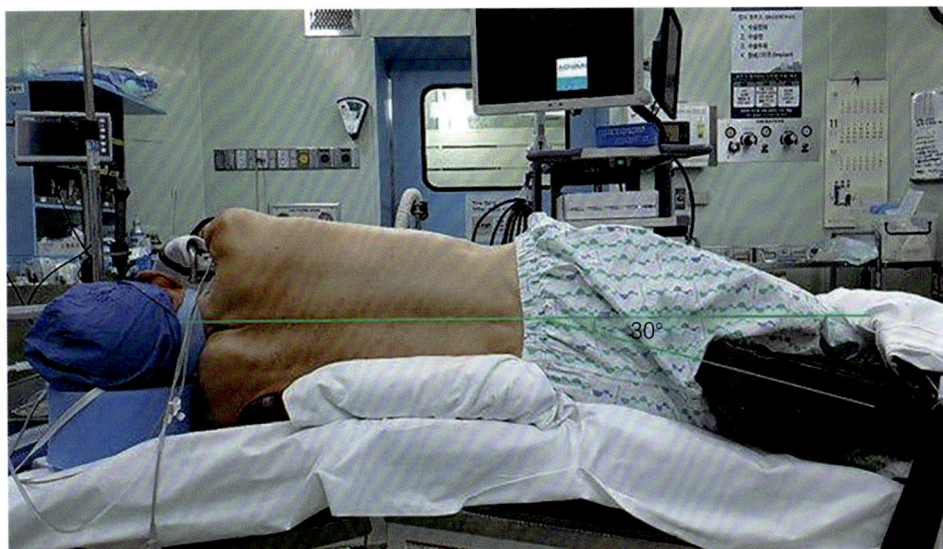

▲ 图 2-1　在胸腔镜手术中，手术台弯曲 30°，以扩大肋间隙，便于胸腔镜器械的操作

一个放置在腋前线第 4 肋间，最后一个放置在肩胛骨尖端的前方。通过这样三角形的切口布置可以得到整个胸膜腔的全景视野。如果切口之间的距离足够大，可以防止手术器械干扰（图 2-2）。当然，切口的位置取决于外科医生的习惯，切口的大小取决于胸腔镜和手术器械的尺寸。必须先使用无创性钝器（镊子）来夹持肺组织，检查整个胸膜腔。应该使用胸腔镜器械去除所有粘连，以确保良好的手术视野。虽然大多数破裂的肺大疱位于上叶尖段或下叶背段，但建议仔细检查整个肺表面。

使用吻合器进行胸腔镜下肺大疱切除术。为了防止漏气，切除范围应该超过健康的肺组织，而吻合钉不应该相互交叉。此外，在进行楔形切除时，肺的形状是一个重要的考虑因素。通气时，肺需顺利地膨胀和复张回与手术前相似的形状。换句话说，如果肺切除后的形状不合适，那么通气时肺会不自然地复张，这可能导致术后胸膜粘连，从而导致 PSP 复发和肺功能下降。针对胸膜下肺大疱，可以使用球棒进行摩擦（图 2-3）；针对单个小肺大疱，使用结扎锁进行结扎。在进行肺大疱切除时，要小心谨慎地进行，以避免对肺造成损伤和撕裂。在确认成功止血并观察到钉缘处没有漏气后，通过切口置入胸管，根据情况置入 1 根或 2 根。

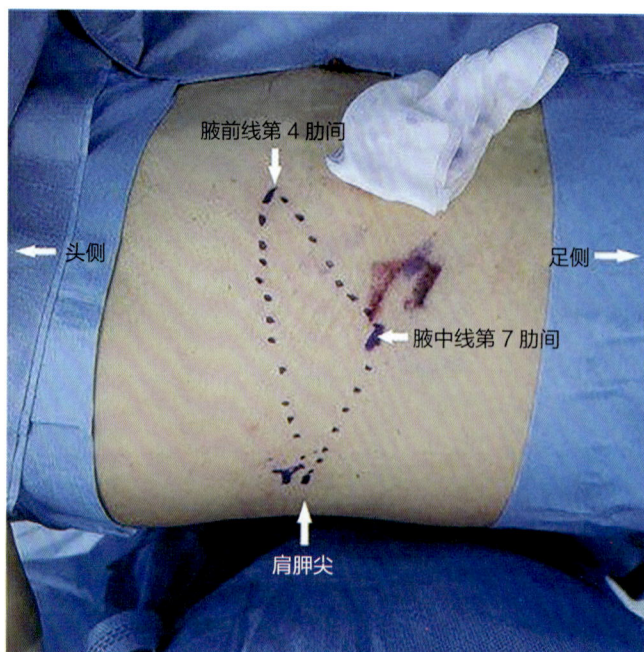

腋前线第 4 肋间

头侧

足侧

腋中线第 7 肋间

肩胛尖

◀ 图 2-2 三孔技术的孔位

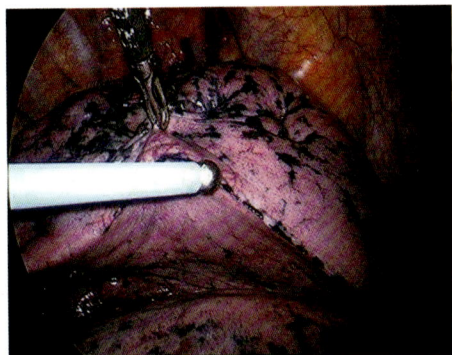

▲ 图 2-3　胸膜下肺大疱，可以使用球棒进行摩擦

胸管应该朝向头端的方向置入，并放置在胸膜腔的前外侧。然后在直视下重新将肺膨胀并关胸。根据外科医生的习惯，可以使用小口径胸管或柔性引流管代替经典的胸管。

自从 Rocco 等 [6] 于 2004 年宣布使用单孔胸腔镜治疗气胸并取得有效成果后，这种技术已经被许多医疗机构采用。单孔胸腔镜被认为是安全的，并且有许多包括减少术后疼痛在内的优势。尽管与传统的三孔胸腔镜相比，单孔胸腔镜有其优势，但单孔技术的掌握需要一个陡峭的学习曲线，事实上，由于相对较低的入路，肺和膈肌的探查可能没有三孔那么容易。随着近年来手术器械的进步，手术经验的丰富，单孔胸腔镜技术可能是传统的三孔胸腔镜的一个可替代方案，受到胸外科界的极大期待和希望。

三、VATS 术后 PSP 复发情况

随着胸腔镜的引入，气胸手术取得了巨大的进步。与传统的开胸手术相比，微创手术在术后出血、术后疼痛程度、胸管留置时间和住院时间方面都有所改善。然而，术后复发率仍然有待改善，因此，这是一个需要克服的挑战 [7-9]。

迄今为止，已经有许多研究评估了各种手术治疗方法来控制术后复发；这些技术包括胸膜固定术、胸膜摩擦、胸膜切除术等。最近的研究表明，应用于钉缘部位的覆盖技术和覆盖材料也可能影响复发风险 [10]。有越来越多的证据表明，使用氧化纤维素（oxidized regenerated cellulose，ORC）片或聚乙交酯（polyglycolic acid，PGA）片覆盖切除部位可能有益于降低复发风险。根据最近的一项系统回顾研究，合适的覆盖材料和技术可能比各种如机械性和化学性胸膜固定术的手术技术提供更大的获益 [10]。一项评估覆盖材料的 Meta 分析显示，PGA 片覆盖可能降低复发率 [11]。薇乔网片（vicryl mesh）在最近一项随机对照试验中也显示出其优势 [12]。然而目前，至少在术后，没有明确的共识和定义来界定什么是复发。有些学者认为，在手术后 30 天内也包含在钉缘部位的愈合过程 [13]。另

外，还有学者认为，术后气胸的复发可能是由于新发肺大疱的产生[13, 14]。许多胸外科医生也都认为，用覆盖材料覆盖钉缘部位可能是重要的。

四、小结

微创手术，如 VATS，是 PSP 的一种流行的外科治疗方法。随着外科器械和胸腔镜的进一步发展，单孔 VATS 可能是传统多孔技术的一个可替代方案。尽管如此，为了降低术后复发的风险，强烈建议术者仔细探查整个肺表面。当然，胸外科医生努力积累外科经验也很重要。

参考文献

[1] Nonomura R, Tabata T. Re-operation for recurrent spontaneous pneumothorax. Kyobu geka Jpn J Thorac Surg. 2021;74(10):833–8.

[2] Porcel JM, Lee P. Thoracoscopy for spontaneous pneumothorax. J Clin Med. 2021;10(17):3835.

[3] Lee YM, Lim YC, Liam CK, Aljafri M. Video-assisted thoracoscopic surgery for pneumothorax. Med J Malays. 1995; 50(4): 334–8.

[4] Liu YH, Chao YK, Wu YC, et al. Bullae ablation in primary spontaneous pneumothorax. World J Surg. 2009;33(5):938–42.

[5] Schramel FM, Sutedja TG, Braber JC, van Mourik JC, Postmus PE. Cost-effectiveness of video-assisted thoracoscopic surgery versus conservative treatment for first time or recurrent spontaneous pneumothorax. Eur Respir J. 1996;9(9):1821–5.

[6] Rocco G, Martin-Ucar A, Passera E. Uniportal VATS wedge pulmonary resections. Ann Thorac Surg. 2004;77(2):726–8.

[7] Cardillo G, Bintcliffe OJ, Carleo F, et al. Primary spontaneous pneumothorax: a cohort study of VATS with talc poudrage. Thorax. 2016;71(9):847–53.

[8] Hirai K, Kawashima T, Takeuchi S, Usuda J. Covering the staple line with a polyglycolic acid sheet after bullectomy for primary spontaneous pneumothorax prevents postoperative recurrent pneumothorax. J Thorac Dis. 2015;7(11):1978–85.

[9] Hong KP, Kim DK, Kang KH. Staple line coverage with a polyglycolic acid patch and fibrin glue without pleural abrasion after thoracoscopic bullectomy for primary spontaneous pneumothorax. Korean J Thorac Cardiovasc Surg. 2016;49(2):85–91.

[10] Asban A, Raza SS, McLeod C, Donahue J, Wei B. Mechanical or chemical and mechanical pleurodesis for spontaneous pneumothorax: what is the most effective approach in preventing recurrence? A systematic review and meta-analysis. Eur J Cardiothorac Surg. 2020;58(4):682–91.

[11] Kadomatsu Y, Fukui T, Mori S, Chen-Yoshikawa TF, Wakai K. Polyglycolic acid sheet covering to prevent recurrence after surgery for spontaneous pneumothorax: a meta-analysis. Sci Rep. 2021;11(1):3392.

[12] Hsu HH, Liu YH, Chen HY, et al. Vicryl mesh coverage reduced recurrence after bullectomy for primary spontaneous pneumothorax. Ann Thorac Surg. 2021;112(5):1609–15.

[13] Onuki T, Kawamura T, Kawabata S, Yamaoka M, Inagaki M. Neo-generation of neogenetic bullae after surgery for spontaneous pneumothorax in young adults: a prospective study. J Cardiothorac Surg. 2019;14(1):20.

[14] Ota H, Kawai H, Kuriyama S. The presence of a reticulated trabecula-like structure increases the risk for the recurrence of primary spontaneous pneumothorax after thoracoscopic bullectomy. Ann Thorac Cardiovasc Surg. 2016;22(3):139–45.

第3章　胸腔镜肺段切除术手术规划与段间平面划分

Surgical Planning and the Division of the Intersegmental Plane During Thoracoscopic Segmentectomy

Ha Eun Kim　Young Ho Yang　Chang Young Lee　著

摘　要：虽然肺叶切除术仍然是非小细胞肺癌手术治疗的传统术式，但胸腔镜下肺段切除术的使用频率正在增加。在选择手术方式时，必须考虑多种因素，如充分的手术规划或模拟、肿瘤定位，以及尽可能少地触诊和使用不同的标记以识别和划分肺段间平面从而实现肿瘤学上足够的手术切缘。本章将从术前规划到段间平面的划分概述胸腔镜肺段切除术的每个步骤与方法。

关键词：胸腔镜；肺段切除术；肺肿瘤；模拟

虽然肺叶切除术仍是原发性肺癌手术治疗的传统术式[1]，但由于胸腔镜下肺段切除术（sublobar resection，SLR）可实现足够的安全手术切缘，其使用频率在不断增加[2]。这一现象可由以下原因进行解释。首先，随着低剂量CT的普及，小的肺癌，如磨玻璃样结节（ground-glass opacity nodule，GGN），其解剖性肺段切除术已被频繁证实可达到与肺叶切除术相同的肿瘤学预后；其次，患者的范围也在发生着变化，如今医生遇到患有小肿瘤的年轻患者概率更大，他们有可能发生第二癌症，则需考虑手术范围以保留更多的肺组织[3]；最后，越来越多伴有并发症的老年患者应保留肺组织以降低术后的并发症发生率和死亡率[4]。除原发性肺癌外，对于转移性肺部病变或其他非恶性肺部疾病，包括炎性假瘤、先天性支气管闭塞和肺隔离症等，也可进行肺段切除术[5-9]。

相对于肺叶切除术，解剖性肺段切除术需要对每个患者的肺解剖结构进行彻底评估，以及需要更加深入地了解肺血管和支气管的分支走向[10]。此外，肺血管和支气管的大量变异和异常情况会成为在进行肺段切除术前需要克服的难题。虽然胸腔镜下肺段切除术已成为较为常见的外科术式，但考虑手术切缘、肿瘤静脉回流、保存的肺组织等多种因素，外科医生仍应继续熟悉各种手术方式。

本文从术前规划到段间平面的划分对胸腔镜肺段切除术的每一个步骤进行了概述。

一、术前规划与模拟

由于解剖结构的复杂性和周围血管和支气管的变异，肺段切除术在技术上比肺叶切除术更复杂。Nagashima 等[11,12]和 Shimizu 等[13]报道称，支气管血管解剖变异的发生率与以往报道的存在差异[14]，部分显著不同[15,16]。此外，胸腔镜肺段切除术[17]需要考虑计划外的手术，如额外楔形切除术或完全肺叶切除术。近年来，基于高分辨率 CT 的三维（3D）成像越来越普遍，通过详细了解患者的解剖结构，帮助胸外科医生进行胸腔镜下的肺段切除术[18-22]。使用这种方法，可以明确肺段的确切病变位置；确定肺段动脉或肺段静脉分支和支气管树分支，以识别可能的解剖变异；计算和整合出切缘以预防或减少局部复发；计算切除或未切除肺段的体积，为因解剖学或肿瘤学原因导致 3D 模型不适用于肺段切除术的患者提供其他治疗方案的建议。

笔者所在机构于 2018 年 10 月引入了 3D 工作站（SYNAPSE VINCENT：Fujifilm Medical, Tokyo, Japan），可将薄层 CT 图像传输到 3D 工作站，生成虚拟 3D 肺段切除图像。这些模拟图像显示在胸腔镜显示器旁的一个显示器上。例如，一位女性患者在胸部薄层 CT 上表现为直径 1.9 cm 部分实性 GGN（磨玻璃影百分比 =92%）（图 3-1A），转诊至笔者所在科室，笔者认为该患者适合胸腔镜肺叶切除术，且有足够的手术切缘。虽然 3D 重建显示安全边界（>60 mm）足以进行尖后段切除术，但剩余肺体积 [占左上叶（LUL）体积的 28%] 太小，提示肺组织保留不足（图 3-1B）。然而，另一项 3D 模拟（图 3-1C 和 D）显示，在进行尖后段切除术时，可以同时实现足够手术切缘（37 mm）和肺组织（LUL 体积的 74%）的保留。基于这些结果，进行肺尖后段切除，病理结果显示肺组织切缘为 3.0 cm。

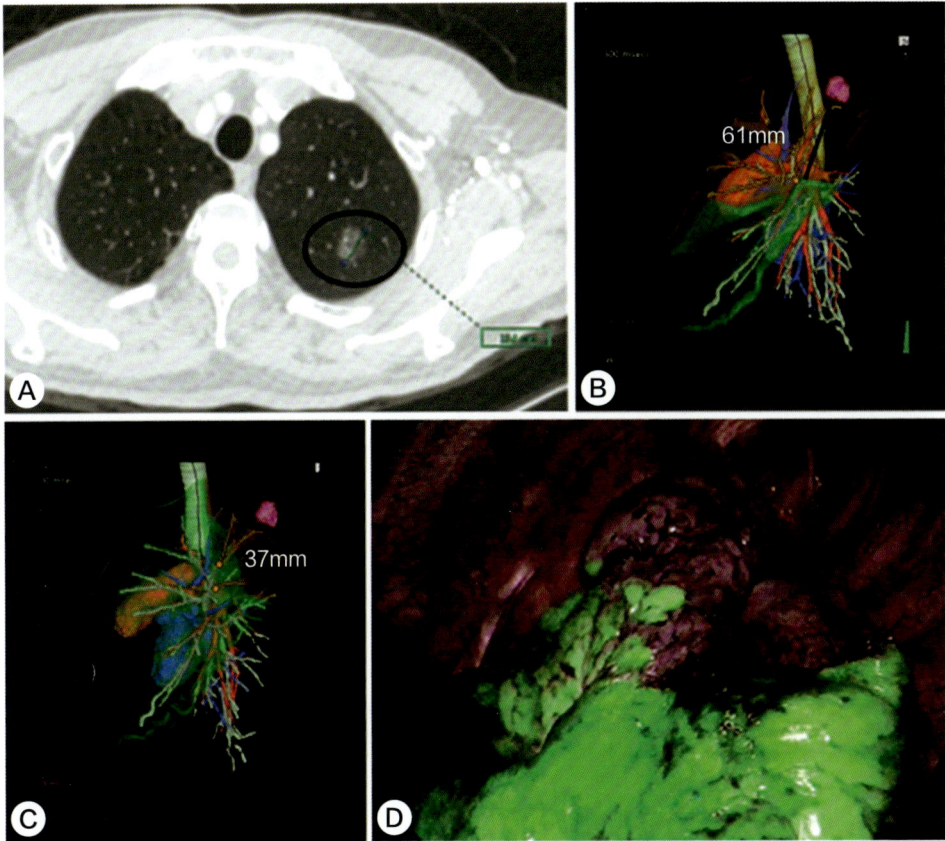

▲ 图 3-1　A. 轴位胸部 CT 扫描 [17mm 左上叶（LUL）部分实性磨玻璃结节]；B. 左上尖后段切除术的 3D 模拟 [虚拟手术切缘 61mm，保存的肺体积 392ml（总 LUL 体积的 28%）]；C.3D 模拟左上尖后段切除术 [虚拟手术切缘 37mm，保存的肺体积 1042ml（占总 LUL 体积的 74%）]；D. 全身注射吲哚菁绿后相应的外科近红外胸腔镜图像

　　然而，在这种情况下，3D 模型的构建和应用是很重要的。最重要的是，CT 图像和随后的三维模型构建不能反映肺塌陷或畸形。因此，相对于大体或病理手术切缘，3D 模拟的手术切缘经常被高估 [23]。

二、常规外科技术

（一）显露肺门结构

　　应尽可能显露肺门结构，以确认血管或支气管的解剖结构。如左侧下肺静脉解剖显露（图 3-2A）。从后入路行 LS9、LS10 肺段切除术；然后显露段支气管，用无损伤抓钳夹取（图 3-2B）。用手术剪或组织分离钳将 LS9、LS10 段支气管的外侧缘和后缘从肺动脉分支中分离出来（图 3-2C），用胸腔镜吻合器进行离断（图 3-2D）。

（二）提起远端血管或支气管残端

抓住并提起远端血管或支气管残端有助于显露后段肺门结构[24]。如图 3-3A 显示，提起远端 V10 可使 B9、B10 更加容易显露。除此以外，对切除支气管的抓取和进一步游离有助于肺动脉分支（A10）的显露和游离（图 3-3B）。提起切除的肺门组织也便于识别段间的静脉分支和平面（图 3-3C）。最后，在切除的肺门组织周围进一步解剖，为吻合器腾出空间（图 3-3D）。下面将详细讨论该技术。

三、段间平面的识别

在解剖性肺段切除术中，对段间平面的识别和标记是非常重要的。如今已经引入并构建了几种技术方法，如表 3-1 所述。

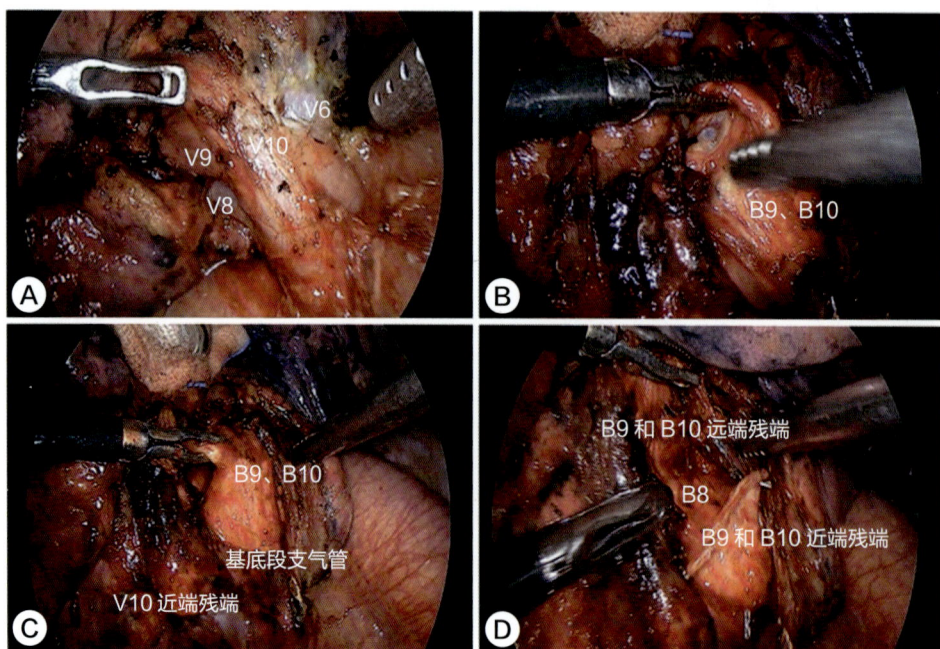

▲ 图 3-2　**A.** 左侧下肺静脉从后入路完全显露；**B.** 段支气管的抓取和抬起；**C.** 剥离靶支气管的外侧缘和后缘；**D.** 分离并提起靶支气管远端残端

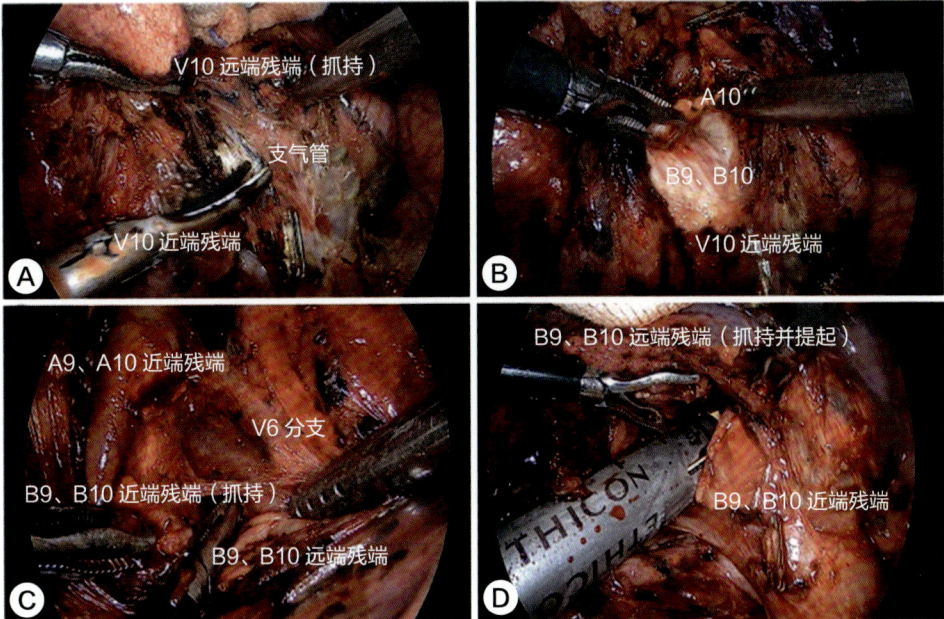

▲ 图 3–3 **A.** 提起 **V10** 远端残端，显露靶支气管；**B.** 抓提 **B9**、**B10**，显露后方肺动脉；**C.** 显露 **A9**、**A10** 和 **B9**、**B10** 切割后的段间静脉分支；**D.** 将吻合器插入段间肺门

（一）膨胀萎陷法

在切开夹紧的支气管之前，麻醉医生需要给肺通气；此后，要去除的肺段的特异性膨胀和萎陷将有助于识别段间平面[25]。虽然这是最常见的方法，但它的效果不太令人满意，因为肺泡间孔的侧支通气使得显影线不像期望的那样清

方 法	膨胀 – 萎陷法		静脉注射吲哚菁绿	虚拟辅助肺绘图
	靶段萎陷	靶段膨胀		
优 势	• 不需要准备 • 简单快捷	• 对手术视野干扰较小 • 相对简单	• 简单快捷 • 能够在肺门周围划分界限	• 提供肺表面的几何信息
劣 势	• 干扰手术视野 • 延长手术时间 • 由于侧支通气，节段间线可能不清晰	• 需要麻醉师协助 • 由于气泡栓塞，针注射法已废弃 • 由于侧支通气，节段间线可能不清晰	• 必须正确识别肺动脉 • 肺气肿肺灌注不足可能会引起误解或混淆 • 需要进行红外胸腔镜检查	• 需要术前准备 • 需要一些基本仪器和设备

表 3–1 胸腔镜下肺段切除术中段间平面识别技术的比较

晰。Tsubota 报道使用了一种涉及全肺膨胀的方法[26]；在这种情况下，段支气管的切割和保留支气管残端的开放使得保存在段内的气体逸出。Okada 等[27] 建议在纤维支气管镜下对待切除的肺段进行选择性正压通气。在其他报道的方法中，包括充气后结扎支气管或将蝴蝶针插入肺段支气管直接充气，使得切除肺段充气或保持充气状态[28,29]。

（二）灌注法

在肺气肿患者中，由于肺组织很可能表现为侧支呼吸结构的末期状态，而膨大的肺通常在后期妨碍手术视野，通常导致手术时间延长，因此使用膨胀萎陷法通常很难勾画出段间平面。为了克服膨胀技术的这些局限性，Misaki 等[30] 引入了一种新的方法，在全身注射吲哚菁绿（ICG）后，使用荧光胸腔镜可视化相邻肺段。在这种方法中，在肺段肺动脉结扎或离断后，静脉注射 ICG 在保留段（荧光段）和靶向段（非荧光段）之间形成荧光分界（图 3-4A）[31,32]。然而，在 ICG 染料被冲刷走之前的几分钟内，通常很难染色并解剖出正确的段间线。然而，Ito 等[33] 提出了一种新方法，即暂时夹住整个肺叶的肺静脉，延长了 ICG 的显示时间（图 3-4B）。

（三）虚拟肺图定位

该技术是作为一种支气管镜下肺标记方法开发的，以避免 CT 引导下的经皮肺穿刺的潜在并发症。在虚拟辅助肺图中，在肺表面下做多个标记，并提供几何信息，用于在三维空间中定位结节[34]。

（四）段间平面的划分

解剖肺段间平面的最佳方法仍然存在争议。划分段间平面的两种主要方法

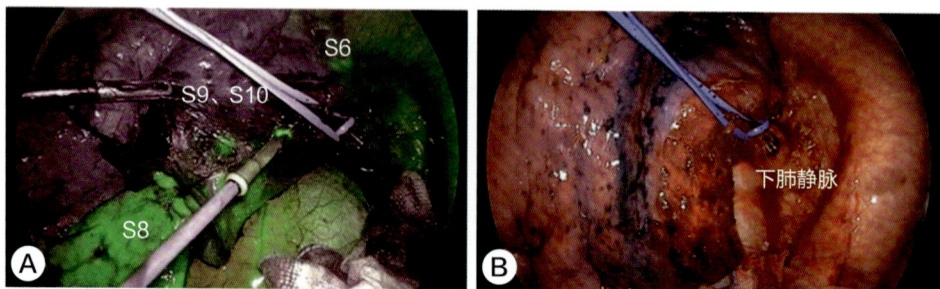

▲ 图 3-4　**A.** 全身注射吲哚菁绿（**ICG**）后用电灼钩划分段间平面；**B.** 临时夹紧肺静脉，防止 **ICG** 被冲走

涉及使用吻合器械或能量器械，如电钩或先进的双极能源。使用能量器械被认为有利于保留肺功能，因为它避免了吻合器械对肺组织的挤压或折叠[27]。然而，它们的使用可能会导致更多的术后并发症，如持续性漏气或支气管胸膜瘘[35]。最近，一项随机对照试验报道，电钩组术后并发症（如漏气）发生率较高，而在肺功能减少方面未发现差异[36]。然而，仍有学者担心，在进行胸腔镜复杂肺段切除术时，多次使用吻合器导致肺折叠从而减少肺功能。在胸腔镜肺段切除术后，有两个主要原则可以促进保留肺段更好地充气。首先，应从外周到肺门进行切割吻合。如果需要切割多个段间平面，应从外周不同角度的切割吻合开始，直到到达中心或肺门（图 3-5A）。其次，当吻合器到达肺门时，应将其放置在如上所述提起切除的肺门组织结构而形成的空间（图 3-5B）中，包含目标段的肺门组织结构，并避免切入保留的肺段。朝向肺门放置的应是吻合器的软垫，而非吻合器的钉砧，以最大限度地降低血管损伤的风险。可以使用三角形（以梅赛德斯 - 奔驰标志的方式）（图 3-5C）或 V 形（或 U 形）（图 3-5D）的这些技术进行切割吻合。

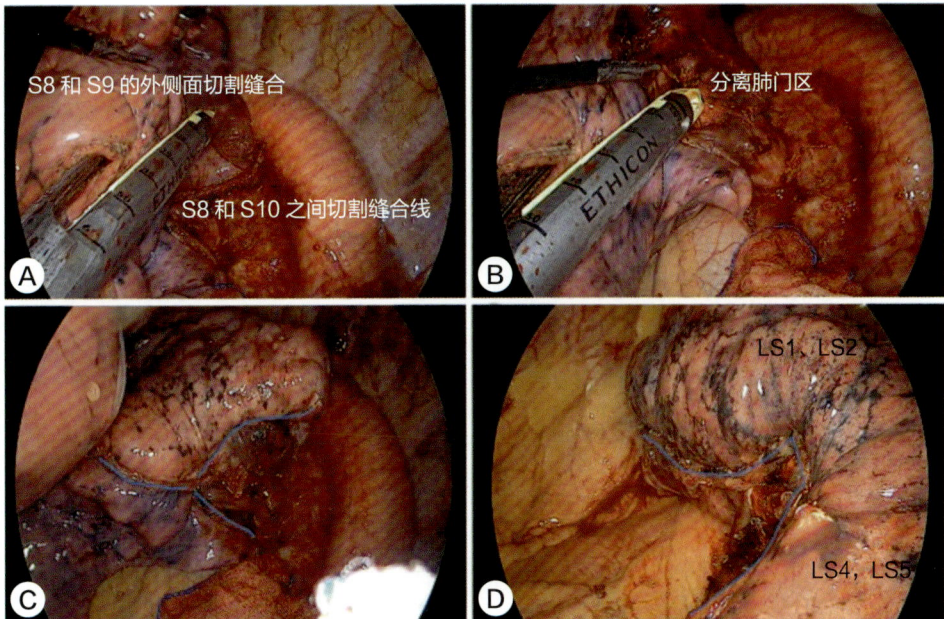

▲ 图 3-5　**A.** 开始切割间平面时不同角度的吻合器；**B.** 进一步解剖肺门区后，将吻合器尖端放入肺门；**C.** 左侧 S9 段、S10 段切除后三角形钉缘；**D.** 左侧 S3 段切除术后形成 U 形（或 V 形）钉缘

四、小结

胸腔镜下解剖性肺段切除术包括识别肺段的正确 3D 解剖结构，并在术前或术中准确识别病变的位置。正确、安全地识别和划分节段平面是完成胸腔镜肺段切除术的重要步骤，但依然存在一些技术缺陷。在每个步骤中，根据术者的习惯或情况可能采用不同的方法。然而，深入了解每种技术的优点和局限性可帮助术者更准确地进行肺段切除术。

参考文献

[1] Howington JA, Blum MG, Chang AC, Balekian AA, Murthy SC. Treatment of stage I and II non-small cell lung cancer: diagnosis and management of lung cancer, 3rd ed: American College of Chest Physicians evidence-based clinical practice guidelines. Chest. 2013;143(5 Suppl):e278S–313S.

[2] Cao C, D'Amico T, Demmy T, et al. Less is more: a shift in the surgical approach to non-small-cell lung cancer. Lancet Respir Med. 2016;4:e11–2.

[3] Gu C, Wang R, Pan X, et al. Sublobar resection versus lobectomy in patients aged ≤ 35 years with stage IA non-small cell lung cancer: a SEER database analysis. J Cancer Res Clin Oncol. 2017;143:2375–82.

[4] Traibi A, Grigoroiu M, Boulitrop C, et al. Predictive factors for complications of anatomical pulmonary segmentectomies. Interact Cardiovasc Thorac Surg. 2013;17:838–44.

[5] Shiono S, Okumura T, Boku N, et al. Outcomes of segmentectomy and wedge resection for pulmonary metastases from colorectal cancer. Eur J Cardiothorac Surg. 2017;51:504–10.

[6] Berry MF. Role of segmentectomy for pulmonary metastases. Ann Cardiothorac Surg. 2014;3:176–82.

[7] Melloni G, Carretta A, Ciriaco P, et al. Inflammatory pseudotumor of the lung in adults. Ann Thorac Surg. 2005;79:426–32.

[8] Igai H, Kamiyoshihara M, Nagashima T, Shimizu K. Anatomical segmentectomy for pneumothorax associated with congenital bronchial atresia. Eur J Cardiothorac Surg. 2013;43:198.

[9] Inoue T, Oizumi H, Nakamura M, Sadahiro M. Port-access thoracoscopic anatomical segmentectomy for pediatric intralobar pulmonary sequestration. Thorac Cardiovasc Surg Rep. 2014;3:42–4.

[10] Shimizu K, Nakazawa S, Nagashima T, Kuwano H, Mogi A. 3D-CT anatomy for VATS segmentectomy. J Visc Surg. 2017;3:88.

[11] Nagashima T, Shimizu K, Ohtaki Y, et al. An analysis of variations in the bronchovascular pattern of the right upper lobe using three-dimensional CT angiography and bronchography. Gen Thorac Cardiovasc Surg. 2015;63:354–60.

[12] Nagashima T, Shimizu K, Ohtaki Y, et al. Analysis of variation in bronchovascular pattern of the right middle and lower lobes of the lung using three-dimensional CT angiography and bronchography. Gen Thorac Cardiovasc Surg. 2017;65:343–9.

[13] Shimizu K, Nagashima T, Ohtaki Y, et al. Analysis of the variation pattern in right upper pulmonary veins and establishment of simplified vein models for anatomical segmentectomy. Gen Thorac Cardiovasc Surg. 2016;64:604–11.

[14] Zhang M, Mao N, Zhang K, et al. Analysis of the variation pattern in left upper division veins and establishment of simplified vein models for anatomical segmentectomy. Ann Transl Med. 2020;8:1515.

[15] Boyden EA, Scannell JG. An analysis of variations in the bronchovascular pattern of the right upper lobe of 50 lungs. Am J Anat. 1948;82:27–73.

[16] Yamashita H. Variations in the pulmonary segments and the bronchovascular trees. In: Yamashita H, editor. Roentgenologic anatomy of the lung. Tokyo: Igaku-Shoin; 1978. p. 70–107.

[17] Gossot D, Lutz JA, Grigoroiu M, Brian E, Seguin-Givelct A. Unplanned procedures during thoracoscopic segmentectomies. Ann Thorac Surg. 2017;104:1710–7.

[18] Shimizu K, Nakano T, Kamiyoshihara M, Takeyoshi I. Segmentectomy guided by three-dimensional computed tomography angiography and bronchography. Interact Cardiovasc Thorac Surg. 2012;15:194–6.

[19] Ikeda N, Yoshimura A, Hagiwara M, Akata S, Saji H. Three dimensional computed tomography lung modeling is useful in simulation and navigation of lung cancer surgery. Ann Thorac Cardiovasc Surg. 2013;19:1–5.

[20] Akiba T. Utility of three-dimensional computed tomography in general thoracic surgery. Gen Thorac Cardiovasc Surg. 2013;61:676–84.

[21] Oizumi H, Kanauchi N, Kato H, et al. Anatomic thoracoscopic pulmonary segmentectomy under 3-dimensional multidetector computed tomography simulation: a report of 52 consecutive cases. J Thorac Cardiovasc Surg. 2011;141:678–82.

[22] Chen-Yoshikawa TF, Date H. Update on three-dimensional image reconstruction for preoperative simulation in thoracic surgery. J Thorac Dis. 2016;8(Suppl 3):S295–301.

[23] Sato M, Murayama T, Nakajima J. Concepts and techniques: how to determine and identify the appropriate target segment in anatomical pulmonary segmentectomy? J Thorac Dis. 2019;11:972–86.

[24] Sato M, Murayama T, Nakajima J. Techniques of stapler-based navigational thoracoscopic segmentectomy using virtual assisted lung mapping (VAL-MAP). J Thorac Dis. 2016;8(Suppl 9):S716–30.

[25] Wells FC, Milstein BB. Thoracic surgical techniques. London: Bailliere Tindall; 1990. p. 126–34.

[26] Tsubota N. An improved method for distinguishing the intersegmental plane of the lung. Surg Today. 2000;30:963–4.

[27] Okada M, Mimura T, Ikegaki J, Katoh H, Itoh H, Tsubota N. A novel video-assisted anatomic segmentectomy technique: selective segmental inflation via bronchofiberoptic jet followed by cautery cutting. J Thorac Cardiovasc Surg. 2007;133:753–8.

[28] Oizumi H, Kato H, Endoh M, Inoue T, Watarai H, Sadahiro M. Techniques to define segmental anatomy during segmentectomy. Ann Cardiothorac Surg. 2014;3:170–5.

[29] Kamiyoshihara M, Kakegawa S, Morishita Y. Convenient and improved method to distinguish the intersegmental plane in pulmonary segmentectomy using a butterfly needle. Ann Thorac Surg. 2007;83:1913–4.

[30] Misaki N, Chang SS, Gotoh M, Yamamoto Y, Satoh K, Yokomise H. A novel method for determining adjacent lung segments with infrared thoracoscopy. J Thorac Cardiovasc Surg. 2009;138:613–8.

[31] Misaki N, Chang SS, Igai H, Tarumi S, Gotoh M, Yokomise H. New clinically applicable method for visualizing adjacent lung segments using an infrared thoracoscopy system. J Thorac Cardiovasc Surg. 2010;140:752–6.

[32] Tarumi S, Misaki N, Kasai Y, Chang SS, Go T, Yokomise H. Clinical trial of video-assisted thoracoscopic segmentectomy using infrared thoracoscopy with indocyanine green. Eur J Cardiothorac Surg. 2014;46:112–5.

[33] Ito A, Takao M, Shimamoto A, Shimpo H. Prolonged intravenous indocyanine green visualization by tem3porary pulmonary vein clamping: real-time intraoperative fluorescence image guide for thoracoscopic anatomical segmentectomy. Eur J Cardiothorac Surg. 2017;52:1225–6.

[34] Sato M, Kuwata T, Yamanashi K, et al. Safety and reproducibility of virtual-assisted lung mapping: a

multicentre study in Japan. Eur J Cardiothorac Surg. 2017;51:861–8.

[35] Ohtsuka T, Goto T, Anraku M, et al. Dissection of lung parenchyma using electrocautery is a safe and acceptable method for anatomical sublobar resection. J Cardiothorac Surg. 2012;7:42.

[36] Chen X, Jin R, Xiang J, et al. Methods for dissecting intersegmental planes in segmentectomy: a randomized controlled trial. Ann Thorac Surg. 2020;110:258–64.

第 4 章　电视辅助胸腔镜肺叶切除术

Video-Assisted Thoracic Surgery Lobectomy

Hong Kwan Kim　著

摘　要：电视辅助胸腔镜手术已成为早期非小细胞肺癌（non-small cell lung cancer, NSCLC）患者肺叶切除术的首选手术方式。无淋巴结转移的临床 I 期 NSCLC 患者可选择 VATS 肺叶切除术。为排除淋巴结转移或远处器官转移的存在，患者应进行细致的临床分期。需要评估患者的功能状态，以确保没有手术禁忌证，如肺功能受损、心脏并发症等。虽然有各种数目、大小和位置的切口可供选择，但为每个患者找到最佳的切口位置是最大限度地提高手术效率的基础。在 VATS 肺叶切除术中，应遵循以下肿瘤学原则：①对靶肺叶的血管和支气管进行单独游离；②系统性淋巴结清扫；③尽量少触及淋巴结本身，尽量少破坏淋巴结包膜。大多数术者按照以下顺序进行手术：①沿肺门结构进行解剖；②分离肺裂；③血管周围和支气管周围解剖；④血管和支气管的单独游离；⑤取出标本；⑥纵隔淋巴结清扫。术者在显露目标和手术切除方面应具备一定的经验，本章将就简单、安全、高效地进行 VATS 肺叶切除术的外科技术和实用操作的基本原则进行综述。

关键词：肺肿瘤；电视辅助胸外科手术；肺叶切除术

近 30 年来，电视辅助胸腔镜手术（video-assisted thoracoscopic surgery, VATS）已成为早期 NSCLC 患者肺叶切除的传统术式。由于该领域前辈们的巨大努力[1-7]，胸外科医生越来越多地采用 VATS 肺叶切除术[8,9]。越来越多的证据表明早期和晚期肺癌 VATS 手术的疗效与开胸手术相当，甚至优于开胸手术[1-17]。最近几项大规模数据库分析表明，与开胸肺叶切除术[26]相比，VATS 肺叶切除术可改善短期预后[18-25]和并有良好的长期生存。因此，除非违背手术的肿瘤学原则，现强烈建议没有手术禁忌证的患者行 VATS 肺叶切除术。本文就简单、安全、高效地进行 VATS 肺叶切除术的外科技术和实用操作的基本原则进行综述。

一、定义和适应证

尽管 VATS 肺叶切除术的手术技术进行了各种修改，但最被大众接受的是在 CALGB 39082 试验中的手术方式，其中包括完全依靠胸腔镜完成的无须肋骨扩张、可单独解剖和游离肺静脉、动脉和支气管的 4～8cm 大小切口的入路方式[7]。

成功的 VATS 肺叶切除术最重要的前提是选择肿瘤特征适合微创手术入路的患者。通常，大多数临床 I 期无淋巴结转移的 NSCLC 患者可考虑进行 VATS 肺叶切除术。然而，美国癌症联合委员会（American Joint Committee on Cancer）的肿瘤 / 淋巴结 / 转移分类系统已经更新到第 8 版，＞ 4cm 和＞ 5cm 且未累及淋巴结的肿瘤分别被分为 Ⅱ A 期和 Ⅱ B 期。因此，即使是使用肿瘤大小标准分类的临床 Ⅱ A 期或 Ⅱ B 期 NSCLC 肿瘤，只要没有淋巴结或远处器官转移，也可以考虑进行 VATS 肺叶切除术。尽管如此，关于使用 VATS 技术的肿瘤大小适用范围的争论仍在继续。尽管一些外科医生认为，使用 VATS 入路可以安全有效地切除＞ 7cm 分期为 T₄ 期或 Ⅲ A 期的肿瘤，但对于表现出生物侵袭性的大肿瘤，这种微创入路是否能满足肿瘤学原则依然存疑[27]。最常用的大小限制是 6～7cm。另外，许多研究者试图扩大 VATS 肺叶切除术的适应证。部分采用 VATS 方法治疗淋巴结阳性 NSCLC，也有在新辅助治疗后尝试 VATS[28-37]。在扩大 VATS 入路的适应证时，我们应该谨慎，因为它可能会导致手术相关复发风险增加。这是由于在 VATS 操作过程中癌症可能扩散，在手术切缘留下残余肿瘤的风险，以及进行不充分的淋巴结清扫等因素[11]。

二、患者评估与准备

为排除淋巴结或远处器官转移，患者应进行细致的临床分期。分期检查包括胸部和上腹部的计算机断层扫描（CT）和 ¹⁸F- 氟脱氧葡萄糖 PET-CT。当这些检查提示纵隔淋巴结转移时，应使用纵隔镜对患者进行评估。然而，纵隔镜最近已被侵入性较小的支气管内镜和（或）超声内镜检查所取代，并进行经支气管或经食管针吸活检以进行组织学确认。特别是当患者有头痛或神经系统症状时需头颅核磁共振成像来评估脑转移。对于中央型肿瘤的患者，应进行支气管镜检查，以评估是否存在支气管内病变。

除了肿瘤特征外，还需要评估患者的功能状态，以排除手术禁忌证，如肺功能受损或心脏并发症。使用肺活量法评估基础肺功能，并可进行超声心动图评估基础心功能。预测术前和术后肺功能的重要指标是 1s 内用力呼气量（FEV_1）。另外，一氧化碳弥散量（DL_{CO}）对预测术后肺部并发症的风险至关重要。当预测的术后 FEV_1 或 DL_{CO} 测量值小于预测值的 40% 时，无论是否采用 VATS 入路，均应取消手术[38]。当预测的术后 FEV_1 或 DL_{CO} 值为临界值（即 40%～60%）时，提示患者术后肺部并发症风险为中等，应进一步通过运动试验进行评估，如 6min 步行试验或耗氧量试验[38,39]。

三、全身麻醉和体位

为了获得良好的手术显露和手术视野，必须使用双腔气管插管进行单肺通气，麻醉医师应确保双管腔气管插管处于正确的位置，为优化同侧肺的塌陷，只能在对侧肺维持通气状态。如果肺不能有效塌陷，则需要偶尔进行吸气。呼吸频率可增加至每分钟 20 次或以上，以达到更稳定的手术视野，因为通过增加呼吸频率来降低潮气量可减少因通气引起的纵隔摆动幅度。在单肺通气期间，即使在肺功能完好的患者中维持足够的氧合也很困难，因为不通气肺的持续血液灌注会导致体内的通气 - 血流比值失调。每当发生缺氧时，暂停单肺通气，然后进行双肺通气直到缺氧状态得到缓解。否则，麻醉医生倾向于在单肺通气下对单侧肺进行高压通气，这种情况下会增加患者术后肺损伤的风险。

在进行单肺通气和全身麻醉后，患者取侧卧位。双手在无支持的情况下置于面部前方呈"祈祷"位。调整手术台，使患者充分弯曲，以最大限度地扩大肋间隙。在此操作过程中，应注意不要过度伸展肩部和肘部，否则可能导致臂丛神经损伤。由于改变患者体位可能导致双腔气管插管偏离正确位置，麻醉医师应在患者转换成侧卧位后立即重新检查气管插管的位置。术者的位置取决于该医生对手术入路和切口位置的习惯。

四、切口位置

多位术者设计并修改了各种切口的位置方案。当切口位置适当时，手术过程会更加顺利。然而，如果切口位置不恰当，简单的病例也可能会在技术上变得有挑战，这可能会对手术遵循肿瘤学原则产生不同程度的影响。因此，为每个术者找到最适合、最舒适的有效切口位置是最大限度地提高手术效率的基础。切口的数量、大小和位置有多种组合可供选择。通常情况下，一个 4～5cm 的操作孔，伴随着一个 5～10mm 的腔镜孔和一个用于辅助器械的 5mm 附加孔[12]。切口的位置取决于手术入路（前路与后路）和胸腔镜的视野（传统全景视图与肺门直接视图）（图 4-1）。该领域的一些先驱者最近试图减少手术切口的数量，单孔或双孔 VATS 肺叶切除术现在被一些外科医生广泛采用[40,41]。

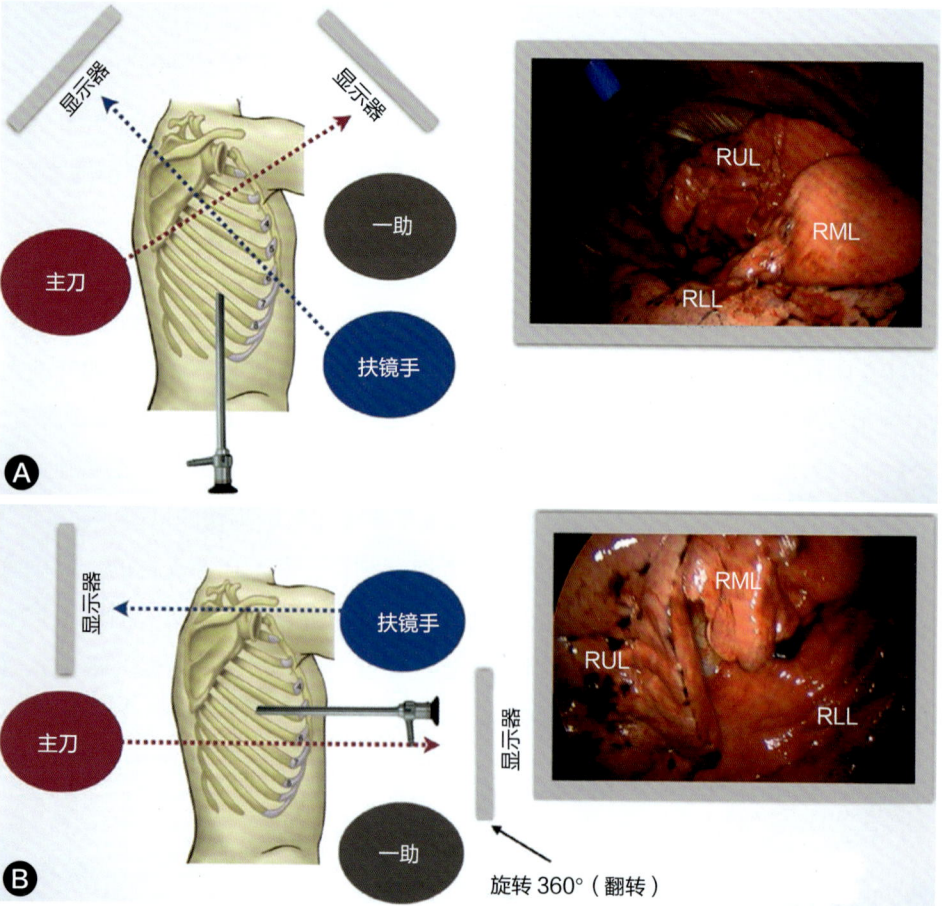

▲ 图 4-1 切口的位置取决于胸腔镜视图
A. 常规全景图；B. 直接肺门视图。RUL. 右上叶；RML. 右中叶；RLL. 右下叶

五、主要操作步骤

尽管有这些技术上的变化，特别是在切口的位置上，应始终遵循以下的肿瘤学原则：①目标肺叶的血管和支气管应单独游离；②必须进行系统的淋巴结清扫；③尽量少触及淋巴结本身，尽量少破坏淋巴结包膜。虽然可以修改，但大多数术者仍遵循以下顺序进行手术：①沿肺门结构进行解剖；②分离肺裂；③血管周围和支气管周围解剖；④血管和支气管的单独游离；⑤取出标本；⑥纵隔淋巴结清扫。VATS 肺叶切除术中，虽然不同的目标肺叶可能存在一定的解剖变异，但肺门部和血管周围 / 支气管周围间隙的解剖技术在不同肺叶上的基本原则一致。原则上，术者应积累经验，加强解剖部位的显露，便于解剖。

血管的前面通常很容易解剖，因为我们可以直接看到它；而血管的后面则很难解剖，因为较难直接显露。因此，为了加强显露，特别是在血管结构的后面，必须注意关键操作。例如，用表面柔软的胸腔镜钳或抓钳轻轻抓住目标血管，可以更好地显露结构后方区域（图 4-2），考虑到肺动脉比肺静脉更容易撕裂或损伤，在抓握肺动脉时要特别注意。对于这个我们可以想象，如果母狮用锋利的牙齿轻轻抱着它的幼崽，它就永远不会伤害它。另一种增强后方显露的方法，是用各种器械提起血管，如抓钳、电钩头、吸引器等。在清除了目标血管前后表面周围的软组织后，可以使器械更方便、安全地穿过（如直角钳和胸腔镜吻合器）。

有几种有效的方法可以促进肺门和血管周围的游离，包括双侧游离、缩短

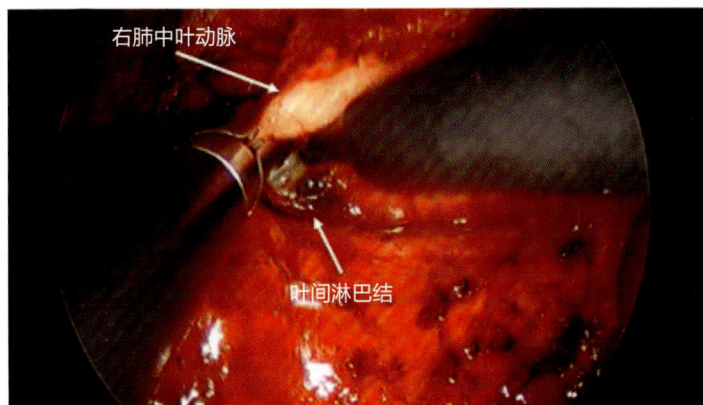

右肺中叶动脉

叶间淋巴结

◀ 图 4-2　使用器械轻柔抓取肺动脉
用表面柔软的胸腔镜钳或抓钳轻轻抓取目标血管，可以更好地显露结构后方区域

器械握距、建立隧道并扩展。其一，要进行有效的解剖，两只手的协调是至关重要的。如果术者只用一只手，解剖会变得更加困难和不安全。除非术者只有一只手，否则如果术者利用非惯用手（如果是右利手，则用左手，反之亦然），解剖会更高效。为了习惯使用一个人的非惯用手，必须在日常生活中不断练习。其二，如果一个人握着器械的杆，而不是它的握柄，会感觉出乎意料的有效。在 VATS 手术中，由于切口入口与目标结构距离较远，常出现支点效应。如果一个人把仪器握得很短，甚至在中间，支点缩短后解剖过程就会变得容易得多（图 4-3）。其三，如果术者在初次解剖后确定了合适的平面，就可以很容易地进行下一步的解剖，就像他或她用双手的两个器械在挖掘隧道一样。在相同的情况下，张开抓钳的钳口，可以使解剖更安全、更高效。其四，重要的是要记住这样一个原则，即每次解剖血管时，都应该进行支气管周围解剖，而不是血管周围解剖。如果过于关注血管周围的解剖，游离可能会更加困难和危险，因为有可能裸化血管，尤其是血管壁脆弱的老年患者。或者，如果只进行支气管周围解剖而不进行血管周围解剖，然后对支气管周围淋巴结进行评估，最终可能会发现在完成支气管周围解剖后才进行血管周围解剖。

虽然在肺裂发育完全的病例中，VATS 肺叶切除术很容易进行，但经常发现发育不全或完全未发育的肺裂。对于部分发育良好的肺裂，双向解剖平面是有帮助的。想象一下小时候在海边玩耍做沙隧道的情景。在这个情景中，我们

支点效应

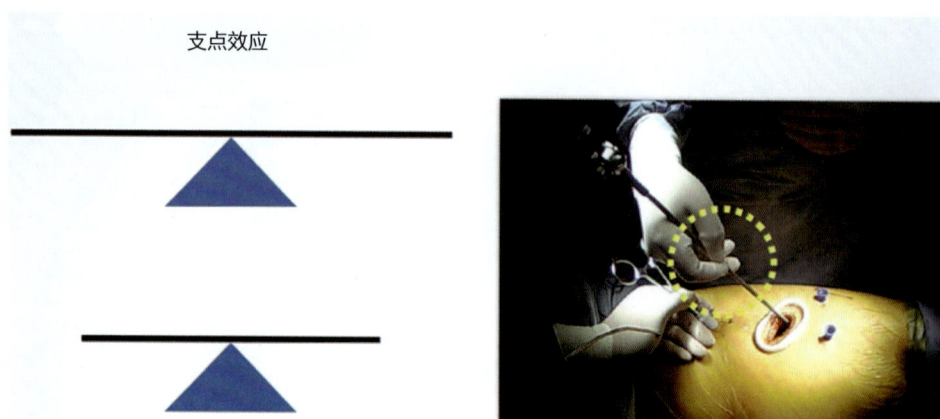

▲ 图 4-3 应短握仪器的柄，以减少支点效应。如果把器械握得很短，甚至夹在中间，则支点也会缩短，这样解剖过程就容易得多

仔细地先用一种方式挖掘沙子，然后在不破坏隧道的前提下爱用相反的方式挖掘。与沙子隧道一样，如果在解剖肺裂甚至任何重要结构之前，先对周围的结构进行双向彻底的解剖会安全得多。然而对于未完全发育的肺裂，采用完全不同的方法是必要的，如无肺裂技术或肺门优先技术[42]。在这种情况下，必须先解剖肺门结构，然后游离肺静脉和动脉，随后是支气管，最后分离肺裂。在尝试这种技术之前，通过实践获得经验并具备对解剖学的深刻理解是至关重要的。

按照惯例，支气管血管结构的离断顺序是肺静脉、肺动脉，然后是肺叶支气管。理论上，肺静脉优先离断技术可以防止手术操作可能导致的肿瘤细胞扩散到体循环的情况，而肺动脉优先离断技术使肿瘤细胞通过完整的肺静脉扩散到体循环[43]。一些研究人员已经证明，手术中先结扎肺静脉可能有助于防止血液微转移[44]。但在另一项随机对照试验中，根据肺血管结扎顺序比较长期生存，组间差异无统计学意义[45]。相反，肺静脉早期离断可引起目标肺叶静脉充血，导致手术后显露、操作和标本取出困难。但是，对于血管结构的离断顺序，目前还没有达成共识，在得出确切结论之前，还需要进行进一步的研究。

六、小结

随着 VATS 入路等微创技术在肺癌外科治疗领域的应用，患者可以在不影响肿瘤学预后的前提下，从创伤小、并发症发生率低、恢复快的手术方式中获益。尽管如此，VATS 方法只是一种手术治疗患者的方法，本身没有目的。VATS 肺叶切除术的适应证和术前准备是获得良好效果的关键。为了安全有效地进行VATS 肺叶切除术，牢记手术原则并定期练习是至关重要的。

参考文献

[1] Kirby TJ, Mack MJ, Landreneau RJ, Rice TW. Lobectomy: video-assisted thoracic surgery versus muscle-sparing thoracotomy: a randomized trial. J Thorac Cardiovasc Surg. 1995;109:997–1002.

[2] Sugi K, Kaneda Y, Esato K. Video-assisted thoracoscopic lobectomy achieves a satisfactory long-term prognosis in patients with clinical stage IA lung cancer. World J Surg. 2000;24:27–31.

[3] McKenna RJ Jr, Houck W, Fuller CB. Video-assisted thoracic surgery lobectomy: experience with 1100 cases. Ann Thorac Surg. 2006;81:421–6.

[4] Onaitis MW, Petersen RP, Balderson SS, et al. Thoracoscopic lobectomy is a safe and versatile procedure: experience with 500 consecutive patients. Ann Surg. 2006;244:420–5.

[5] Shigemura N, Akashi A, Funaki S, et al. Long-term outcomes after a variety of video-assisted

thoracoscopic lobectomy approaches for clinical stage IA lung cancer: a multi-institutional study. J Thorac Cardiovasc Surg. 2006;132:507–12.

［6］ Mun M, Kohno T. Efficacy of thoracoscopic resection for multifocal bronchioloalveolar carcinoma showing pure ground-glass opacities of 20 mm or less in diameter. J Thorac Cardiovasc Surg. 2007;134:877–82.

［7］ Swanson SJ, Herndon JE 2nd, D'Amico TA, et al. Video-assisted thoracic surgery lobectomy: report of CALGB 39802: a prospective, multi-institution feasibility study. J Clin Oncol. 2007;25:4993–7.

［8］ Whitson BA, Andrade RS, Boettcher A, et al. Video-assisted thoracoscopic surgery is more favorable than thoracotomy for resection of clinical stage I non-small cell lung cancer. Ann Thorac Surg. 2007;83:1965–70.

［9］ Flores RM, Park BJ, Dycoco J, et al. Lobectomy by video-assisted thoracic surgery (VATS) versus thoracotomy for lung cancer. J Thorac Cardiovasc Surg. 2009;138:11–8.

［10］ Villamizar NR, Darrabie MD, Burfeind WR, et al. Thoracoscopic lobectomy is associated with lower morbidity compared with thoracotomy. J Thorac Cardiovasc Surg. 2009;138:419–25.

［11］ Yan TD, Black D, Bannon PG, McCaughan BC. Systematic review and meta-analysis of randomized and nonrandomized trials on safety and efficacy of video-assisted thoracic surgery lobectomy for early-stage non-small-cell lung cancer. J Clin Oncol. 2009;27:2553–62.

［12］ Kim K, Kim HK, Park JS, et al. Video-assisted thoracic surgery lobectomy: single institutional experience with 704 cases. Ann Thorac Surg. 2010;89:S2118–22.

［13］ Scott WJ, Allen MS, Darling G, et al. Video-assisted thoracic surgery versus open lobectomy for lung cancer: a secondary analysis of data from the American College of Surgeons Oncology Group Z0030 randomized clinical trial. J Thorac Cardiovasc Surg. 2010;139:976–83.

［14］ D'Amico TA, Niland J, Mamet R, Zornosa C, Dexter EU, Onaitis MW. Efficacy of mediastinal lymph node dissection during lobectomy for lung cancer by thoracoscopy and thoracotomy. Ann Thorac Surg. 2011;92:226–32.

［15］ Hanna WC, de Valence M, Atenafu EG, et al. Is video-assisted lobectomy for non-small-cell lung cancer oncologically equivalent to open lobectomy? Eur J Cardiothorac Surg. 2013;43:1121–5.

［16］ Kuritzky AM, Aswad BI, Jones RN, Ng T. Lobectomy by video-assisted thoracic surgery vs muscle-sparing thoracotomy for stage I lung cancer: a critical evaluation of short- and long-term outcomes. J Am Coll Surg. 2015;220:1044–53.

［17］ Mei J, Guo C, Xia L, et al. Long-term survival outcomes of video-assisted thoracic surgery lobectomy for stage I–II non-small cell lung cancer are more favorable than thoracotomy: a propensity score-matched analysis from a high-volume center in China. Transl Lung Cancer Res. 2019;8:155–66.

［18］ Paul S, Altorki NK, Sheng S, et al. Thoracoscopic lobectomy is associated with lower morbidity than open lobectomy: a propensity-matched analysis from the STS database. J Thorac Cardiovasc Surg. 2010;139:366–78.

［19］ Paul S, Sedrakyan A, Chiu YL, et al. Outcomes after lobectomy using thoracoscopy vs thoracotomy: a comparative effectiveness analysis utilizing the Nationwide Inpatient Sample database. Eur J Cardiothorac Surg. 2013;43:813–7.

［20］ Boffa DJ, Dhamija A, Kosinski AS, et al. Fewer complications result from a video-assisted approach to anatomic resection of clinical stage I lung cancer. J Thorac Cardiovasc Surg. 2014;148:637–43.

［21］ Paul S, Isaacs AJ, Treasure T, Altorki NK, Sedrakyan A. Long term survival with thoracoscopic versus open lobectomy: propensity matched comparative analysis using SEER-Medicare database. BMJ. 2014;349:g5575.

［22］ Falcoz PE, Puyraveau M, Thomas PA, et al. Video-assisted thoracoscopic surgery versus open lobectomy for primary non-small-cell lung cancer: a propensity-matched analysis of outcome from the European Society of Thoracic Surgeon database. Eur J Cardiothorac Surg. 2016;49:602–9.

［23］ Laursen LO, Petersen RH, Hansen HJ, Jensen TK, Ravn J, Konge L. Video-assisted thoracoscopic surgery lobectomy for lung cancer is associated with a lower 30-day morbidity compared with lobectomy by thoracotomy. Eur J Cardiothorac Surg. 2016;49:870–5.

[24] Medbery RL, Gillespie TW, Liu Y, et al. Nodal upstaging is more common with thoracotomy than with VATS during lobectomy for early-stage lung cancer: an analysis from the National Cancer Data Base. J Thorac Oncol. 2016;11:222–33.

[25] Pages PB, Delpy JP, Orsini B, et al. Propensity score analysis comparing videothoracoscopic lobectomy with thoracotomy: a French nationwide study. Ann Thorac Surg. 2016;101:1370–8.

[26] Yang CJ, Kumar A, Klapper JA, et al. A national analysis of long-term survival following thoracoscopic versus open lobectomy for stage I non-small-cell lung cancer. Ann Surg. 2019;269:163–71.

[27] Yan TD, Cao C, D'Amico TA, et al. Video-assisted thoracoscopic surgery lobectomy at 20 years: a consensus statement. Eur J Cardiothorac Surg. 2014;45:633–9.

[28] Dell'Amore A, Lomangino I, Tamburini N, et al. Video-assisted thoracoscopic lobectomy after neoadjuvant chemotherapy for non-small cell lung cancer: amulticenter propensity-matched study. Surg Endosc. 2021;36(2):1466–75. https://doi.org/10.1007/s00464-021-08431-z.

[29] Deng HY, Qiu XM, Zhu DX, Tang X, Zhou Q. Video-assisted thoracoscopic sleeve lobectomy for centrally located non-small cell lung cancer: a meta-analysis. World J Surg. 2021;45:897–906.

[30] Gao HJ, Jiang ZH, Gong L, et al. Video-assisted vs thoracotomy sleeve lobectomy for lung cancer: a propensity matched analysis. Ann Thorac Surg. 2019;108:1072–9.

[31] Kamel MK, Nasar A, Stiles BM, Altorki NK, Port JL. Video-assisted thoracoscopic lobectomy is the preferred approach following induction chemotherapy. J Laparoendosc Adv Surg Tech A. 2017;27:495–500.

[32] Kim HK, Choi YS, Kim J, Shim YM, Kim K. Outcomes of unexpected pathologic N1 and N2 disease after video-assisted thoracic surgery lobectomy for clinical stage I non-small cell lung cancer. J Thorac Cardiovasc Surg. 2010;140:1288–93.

[33] Romero Roman A, Campo-Canaveral de la Cruz JL, Macia I, et al. Outcomes of surgical resection after neoadjuvant chemoimmunotherapy in locally advanced stage IIIA non-small-cell lung cancer. Eur J Cardiothorac Surg. 2021;60:81–8.

[34] Xie D, Zhong Y, Deng J, et al. Comparison of uniportal video-assisted thoracoscopic versus thoracotomy bronchial sleeve lobectomy with pulmonary arterioplasty for centrally located non-small-cell lung cancer. Eur J Cardiothorac Surg. 2021;59:978–86.

[35] Yang CF, Meyerhoff RR, Mayne NR, et al. Long-term survival following open versus thoracoscopic lobectomy after preoperative chemotherapy for non-small cell lung cancer. Eur J Cardiothorac Surg. 2016;49:1615–23.

[36] Yun JK, Lee GD, Choi S, et al. Video-assisted thoracoscopic lobectomy is feasible for selected patients with clinical N2 non-small cell lung cancer. Sci Rep. 2020;10:15217.

[37] Yun JK, Park I, Kim HR, et al. Long-term outcomes of video-assisted thoracoscopic lobectomy for clinical N1 non-small cell lung cancer: a propensity score-weighted comparison with open thoracotomy. Lung Cancer. 2020;150:201–8.

[38] Postmus PE, Kerr KM, Oudkerk M, et al. Early and locally advanced non-small-cell lung cancer (NSCLC): ESMO Clinical Practice Guidelines for diagnosis, treatment and follow-up. Ann Oncol. 2017;28(suppl_4):41–21.

[39] Lee H, Kim HK, Kang D, et al. Prognostic value of 6-min walk test to predict postoperative cardiopulmonary complications in patients with non-small cell lung cancer. Chest. 2020;157:1665–73.

[40] Gonzalez-Rivas D, Paradela M, Fieira E, Velasco C. Single-incision video-assisted thoracoscopic lobectomy: initial results. J Thorac Cardiovasc Surg. 2012;143:745–7.

[41] Rocco G, Martin-Ucar A, Passera E. Uniportal VATS wedge pulmonary resections. Ann Thorac Surg. 2004;77:726–8.

[42] Decaluwe H, Sokolow Y, Deryck F, et al. Thoracoscopic tunnel technique for anatomical lung resections: a

'fissure first, hilum last' approach with staplers in the fissureless patient. Interact Cardiovasc Thorac Surg. 2015;21:2–7.

[43] Wei S, Guo C, He J, et al. Effect of vein-first vs artery-first surgical technique on circulating tumor cells and survival in patients with non-small cell lung cancer: a randomized clinical trial and registry-based propensity score matching analysis. JAMA Surg. 2019;154:e190972.

[44] Song PP, Zhang W, Zhang B, Liu Q, DU J. Effects of different sequences of pulmonary artery and vein ligations during pulmonary lobectomy on blood micrometastasis of non-small cell lung cancer. Oncol Lett. 2013;5:463–8.

[45] Kozak A, Alchimowicz J, Safranow K, et al. The impact of the sequence of pulmonary vessel ligation during anatomic resection for lung cancer on long-term survival: a prospective randomized trial. Adv Med Sci. 2013;58:156–63.

第5章 电视辅助胸腔镜支气管袖状肺叶切除术

Video-Assisted Thoracic Surgery Bronchial Sleeve Lobectomy

Hyeong Ryul Kim 著

摘　要: 对于中央型肺癌患者,实行袖状肺叶切除术可用于保护患者肺功能。外科技术的最新进展可以使这种复杂的手术在电视辅助胸腔镜(video-assisted thoracic surgery,VATS)下成为可能。VATS袖状肺叶切除术在技术上具有挑战性;不过,有经验的外科医生可以安全地进行。

支气管袖状切除术是一项复杂的手术,包括支气管切除和端-端吻合。袖状肺叶切除术最早由 Clement Price Thomas 于 1947 年提出 [1, 2] 并被广泛应用于切除中央型肺肿瘤,同时保留肺功能 [3, 4]. 最近,随着外科医生电视辅助胸腔镜手术(VATS)经验的增多,气管和支气管 / 血管袖状切除术等复杂手术已尝试在胸腔镜下开展 [5, 6]。本章将介绍胸腔镜支气管袖状肺叶切除术相关的手术技巧。

一、方法

(一)麻醉

患者静脉注射肌肉松弛药和短效麻醉药后,诱导全身麻醉下行双腔气管插管。麻醉医生使用支气管软镜检查气管插管的位置。麻醉由挥发性或静脉麻醉药维持。手术期间持续使用阿片类药物;麻醉医生通过评估血流动力学来调整剂量。在 50%~100% 给氧浓度下,对患者进行通气以维持呼气末二氧化碳分压(35~45mmHg)。监测常规参数,包括心率、持续动脉血压、中心静脉压和尿量，以进行血流动力学和液体管理。

（二）患者休位和切口位置

将患者置于对侧卧位。根据术者的习惯设置切口。许多研究人员已经实行单孔或多孔肺叶袖状切除术[6-8]。单孔入路通常在腋前线第 4 或第 5 肋间。笔者通常使用三孔入路，即沿腋中线第 7 肋间处设置腔镜孔，沿腋后线第 6 肋间设一个辅助孔，沿腋前线第 5 肋间处设一个约 5cm 长的切口。

（三）手术流程

按照 VATS 肺叶切除术的技术标准游离肺静脉和肺动脉。在横断支气管之前，将目标肺叶的所有肺动脉和肺静脉分支游离出来。根据肿瘤学原理彻底清扫区域和纵隔淋巴结。游离支气管直到足够的手术切缘。仔细解剖目标支气管周围的支气管树直到可见正常组织。应保证支气管近端和远端切缘。在支气管吻合前，用手术刀和手术剪获取支气管切缘组织，并送冰冻活检病理评估。例如，对于右上叶袖状肺叶切除术，右侧主支气管和中间支气管应无癌。为了评估端 - 端吻合的可能性，要仔细评估支气管末端的大小是否不匹配、支气管残端间隙和其他障碍。可以对肺门或远端进行解剖，以减轻吻合口的张力。有时可在肺静脉上方增加切开心包以减少张力。可以尝试对残端进行简单的修剪或边缘处理，以克服口径差异。也有报道使用远端支气管末端的支气管皮瓣和收缩支气管膜部来解决口径不匹配问题[9, 10]。

可吸收或不可吸收的缝合材料均可用于支气管端 - 端吻合。连续性缝合或间断缝合均可行；间断缝合是可靠的，愈合良好。最近的报道表明，连续缝合展示类似的结果[11-13]。采用连续缝合时间短，但支气管缝合处撕裂可导致吻合口裂。笔者通常使用 4-0 可吸收材料，如可吸收羟乙酸乳酸聚酯 10（Vicryl®；Ethicon, Inc., Somerville, NJ, USA），编织可吸收缝合线（Polysorb™；Medtronic, Dublin, Ireland），或聚二氧环酮（PDS® Ⅱ；Ethicon, Inc.）用于间断缝合。通常，吻合口缝合从软骨膜交界处开始，从术者视野来看，这是最深的部位。最初在软骨侧缝合的两针可以使两个支气管末端牢固地靠近。在用打结器打结时，将远端支气管末端嵌入近端支气管末端，完成望远镜式吻合。使用间断缝合线从软骨部分缝到膜性部分。通常，8～10 个间断缝合结就足够了。最后一根缝合线系好后，要用生理盐水检测漏气情况。可以在漏气处进行额外缝合。吻合口可覆盖心包脂肪、心包或肋间肌。

二、视频展示

（一）右中叶袖状肺叶切除术

探查右侧胸腔后，清扫叶间淋巴结（图 5-1A）。解剖右肺中动脉分支并从叶间肺动脉游离。用一个胸腔镜吻合器将肺动脉所有内侧和外侧分支包裹和离断（图 5-1B）。用吻合器切开小肺裂（图 5-1C）。游离右中叶支气管并在其根部切断。在本例中，支气管内病变侵袭到支气管边缘，因此笔者决定进行袖状肺叶切除术。游离右中叶的肺静脉分支后用吻合器离断（图 5-1D）。袖状切除中间支气管。游离中间支气管并在根部以下离断右上叶支气管（图 5-1E）。然后在其根部离断右下叶支气管。右中叶伴随中间支气管一起被取出（图 5-1F）并送支气管切缘冰冻活检。在等待活检结果的同时，清扫纵隔淋巴结。活检确认支气管切缘阴性后，进行支气管重建。开始支气管端 - 端吻合，在软骨膜交界处留置缝合线。笔者在支气管软骨上留置两排 4-0 Polysorb® 间断缝合线（图 5-1G）。当使用打结器打结时，右下叶支气管被嵌入中间支气管（图 5-1H）以完成望远镜式吻合（图 5-1I）。每个结在下一次缝合后立即打结，以防止缝合线缠绕。根据每个支气管末端的口径调整缝合线间隔，使张力分布均匀。支气管重建完成后，通过水下试验确认吻合口没有漏气。

（二）左下叶袖状肺叶切除术

除了支气管处理，VATS 下左下叶袖状肺叶切除术与 VATS 下左下叶肺叶切除术相同。探查胸腔后，使用吻合器分离切开小肺裂。游离左下叶肺动脉分支，并用吻合器离断（图 5-2A），左下肺静脉同理（图 5-2B）。游离左下叶支气管并在其根部处切开（图 5-2C）。在本例中，支气管内病变侵袭支气管边缘，因此笔者决定行袖状肺叶切除术。袖状切除支气管。在左上叶支气管根部前方用手术刀切开左主支气管远端（图 5-2D）。修整左上叶支气管。近端和远端支气管切缘行冰冻活检，确认切缘阴性。在活检过程中，要清扫纵隔淋巴结。明确支气管切缘阴性后，行支气管重建。开始支气管端 - 端吻合，在软骨膜交界处留置缝合线。在支气管软骨上留置两排 4-0 Polysorb® 间断缝合线（图 5-2E）。当用打结器打结时，将左上叶支气管嵌入左主支气管。然后在膜部用缝合线以同心圆方式间断缝合（图 5-2F），延伸至前壁（图 5-2G）。根据每个支气管末

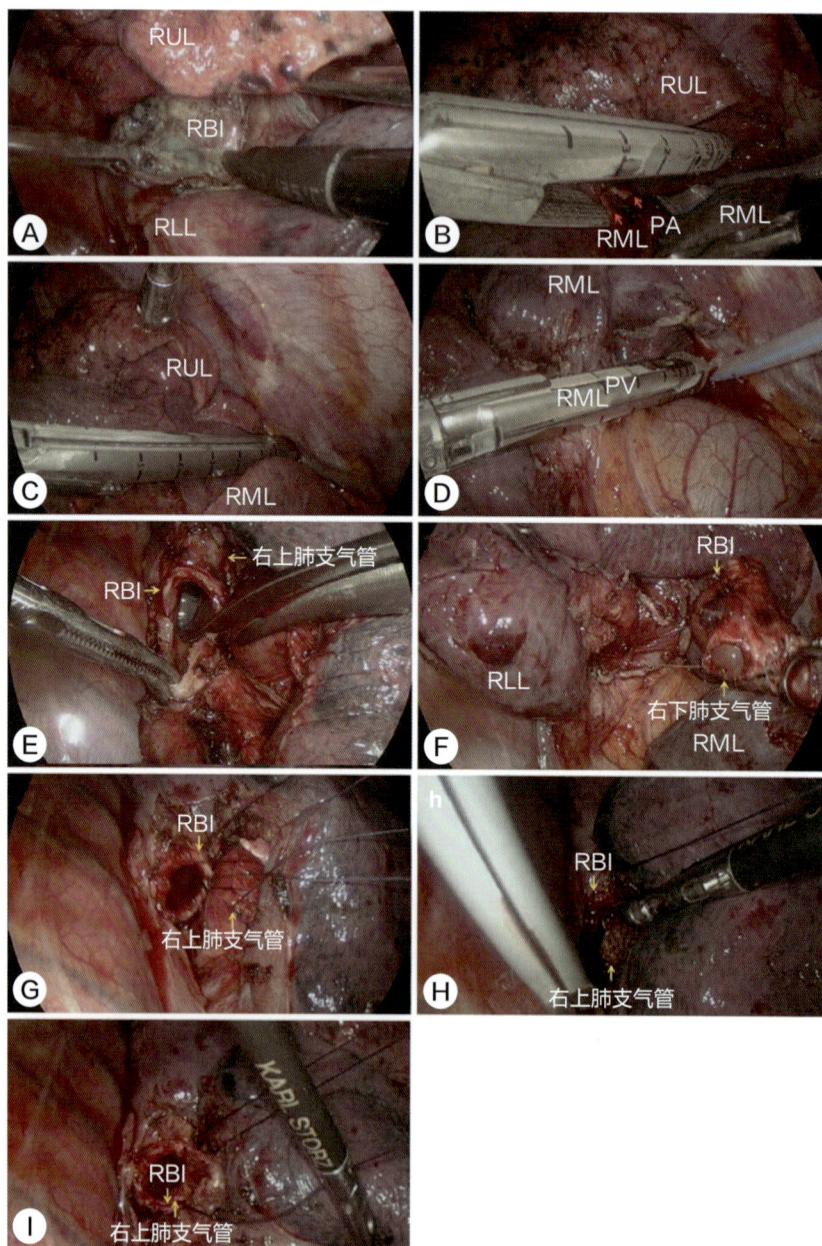

▲ 图 5-1 采用电视胸腔镜行右中叶袖状肺叶切除术

A. 清扫叶间淋巴结；B. 离断右中叶肺动脉分支；C. 切开小肺裂；D. 离断右中叶肺静脉分支；E. 切开中间支气管；F. 右中叶伴随中间支气管一起被取出；G. 在中间支气管和右下叶支气管的软骨部分会用 4-0 可吸收缝合线间断缝合；H. 将右下叶支气管嵌入中间支气管中，用打结器打结缝合线；I. 完成望远镜式吻合。RUL. 右上叶；RLL. 右下叶；RML. 右中叶；RBI. 中间支气管；PA. 肺动脉；PV. 肺静脉

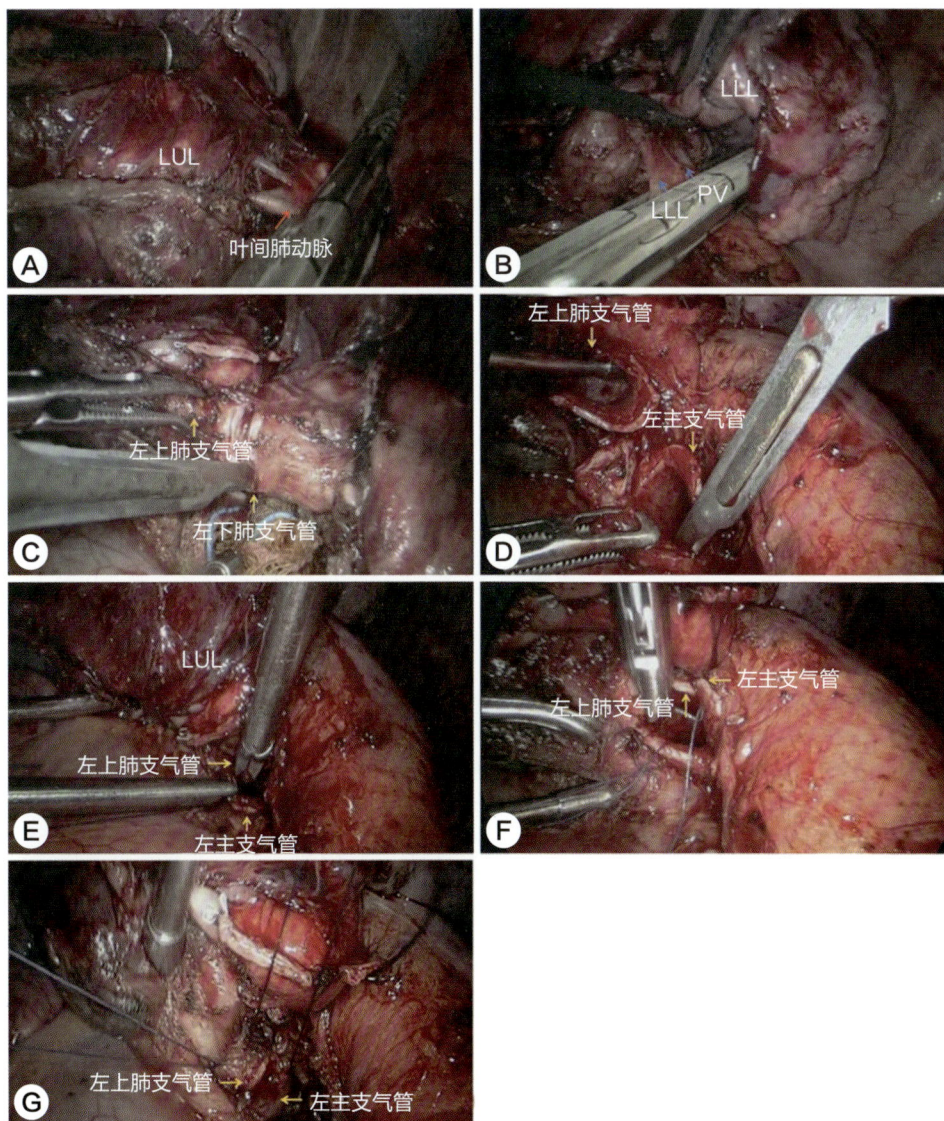

▲ 图 5-2　采用电视胸腔镜行左下叶袖状肺叶切除术

A. 离断左下叶肺动脉分支；B. 离断左下肺静脉；C. 在根部切开左下叶支气管；D. 切开左主支气管远端；E. 间断缝合左主支气管和左上叶支气管之间的软骨部分；F. 间断缝合膜部；G. 支气管前壁端 – 端吻合完成。LUL. 左上叶；LLL. 左下叶；PV. 肺静脉

端的口径调整缝合线间隔。支气管重建完成后，通过水下试验确认吻合口有无漏气。

其他几篇报道也描述了袖状肺叶切除术在其他肺叶中的应用 [13, 14]。

三、小结

肺的袖状肺叶切除术是一项复杂的手术，需要一定的专业技能。VATS 下支气管袖状肺叶切除术在技术上具有挑战性；不过，已经积累了很多经验。克服 VATS 下袖状肺叶切除术困难的各种技术已有报道。在开胸手术中袖状肺叶切除术的手术原则应同样适用于 VATS 手术。

参考文献

［1］ Thomas CP. Conservative resection of the bronchial tree. J R Coll Surg Edinb. 1956;1(3):169–86.

［2］ Thomas CP. Conservative and extensive resection for carcinoma of the lung. Ann R Coll Surg Engl. 1959;24(6):345–65.

［3］ Yoshino I, Yokoyama H, Yano T, et al. Comparison of the surgical results of lobectomy with bronchoplasty and pneumonectomy for lung cancer. J Surg Oncol. 1997;64(1):32–5.

［4］ Okada M, Yamagishi H, Satake S, et al. Survival related to lymph node involvement in lung cancer after sleeve lobectomy compared with pneumonectomy. J Thorac Cardiovasc Surg. 2000;119(4 Pt 1):814–9.

［5］ He J, Shao W, Cao C, et al. Long-term outcome of hybrid surgical approach of video-assisted thoracic minithoracotomy sleeve lobectomy for non-small cell lung cancer. Surg Endosc. 2011;25:2509–15.

［6］ Santambrogio L, Cioffi U, De Simone M, Rosso L, Ferrero S, Giunta A. Video-assisted sleeve lobectomy for mucoepidermoid carcinoma of the left lower lobar bronchus: a case report. Chest. 2002;121(2):635–6. https://doi.org/10.1378/chest.121.2.635.

［7］ Gonzalez-rivas D, Fernandez R, Fieira E. Uniportal video-assisted thoracoscopic bronchial sleeve lobectomy: first report. J Thorac Cardiovasc Surg. 2013;145(6):1676–7.

［8］ Koryllos A, Stoelben E. Uniportal video-assisted thoracoscopic surgery (VATS) sleeve resections for non-small cell lung cancer patients: an observational prospective study and technique analysis. J Vis Surg. 2018;4:16.

［9］ Ohata K, Zhang J, Ito S, Yoshimura T, Matsubara Y, Terada Y. Right lower lobe sleeve resection: bronchial flap to correct caliber disparity. Ann Thorac Surg. 2013;95(3):1107–8. https://doi.org/10.1016/j.athoracsur.2012.09.083.

［10］ Toyooka S, Soh J, Oto T, Miyoshi S. Bronchoplasty to adjust mismatches in the proximal and distal bronchial stumps during bronchial sleeve resection of the left lower lobe and lingular division. Eur J Cardiothorac Surg. 2013;43(1):182–3. https://doi.org/10.1093/ejcts/ezs379.

［11］ Kutlu CA, Goldstraw P. Tracheobronchial sleeve resection with the use of a continuous anastomosis: results of one hundred consecutive cases. J Thorac Cardiovasc Surg. 1999;117:1112–7.

［12］ Igai H, Yokomise H. Bronchoplasty with continuous sutures for non-small-cell lung cancer. Gen Thorac Cardiovasc Surg. 2012;60:249–51.

［13］ Yang R, Shao F, Cao H, Liu Z. Bronchial anastomosis using complete continuous suture in video-assisted thoracic surgery sleeve lobectomy. J Thorac Dis. 2013;5:S321–2.

［14］ Huang J, Li S, Hao Z, et al. Complete video-assisted thoracoscopic surgery (VATS) bronchial sleeve lobectomy. J Thorac Dis. 2016;8(3):553–74. https://doi.org/10.21037/jtd.2016.01.63.

第 6 章　电视辅助胸腔镜全肺切除术

Video-Assisted Thoracic Surgery for Pneumonectomy

Seokjin Haam　著

摘　要：电视辅助胸腔镜手术（video-assisted thoracic surgery，VATS）用于肺叶切除术或肺段切除术，因其实用性和安全性被认为是开胸手术的良好替代方案，可减少术后疼痛，降低并发症发生率，缩短住院时间。然而，尽管 VATS 有这些优点，但由于 VATS 全肺切除术的高并发症发生率和高死亡率，一直难以实施 VATS 全肺切除术。近年来，随着 VATS 技术的发展和 VATS 全肺切除术的实用性不断被报道，VATS 全肺切除术在大型中心逐渐增多。本章将重点介绍 VATS 全肺切除术的手术技术。

关键词：电视辅助胸腔镜手术；全肺切除术；手术技术术中管理

在过去的 20 年中，VATS 技术已成为周围型肺小结节和包括肺叶切除术在内的大肺切除术的主要治疗选择。然而，由于全肺切除术后观察到的并发症被认为是由切除大量肺组织引起的，而不是由手术方法的差异引起的，因此与 VATS 肺叶切除术相比，VATS 全肺切除术并没有积极实行。这使得我们对 VATS 在肺叶切除术中的优势是否在全肺切除术中也很明显的理解有限。然而，根据最近的研究，VATS 全肺切除术在肿瘤学方面并不逊色于开放性全肺切除术，并且在术后疼痛和恢复方面的效果更佳 [1]。在以全肺切除术为主要治疗选择的局部晚期肺癌中，术后必须尽早开始辅助治疗；因此，术后疼痛管理和快速恢复非常重要 [2]. 由于这些原因，VATS 全肺切除术比开放式全肺切除术具有更大的优势 [3]。

一、VATS 全肺切除术的适应证

与开放性全肺切除术类似，VATS 肺切除术的主要指征是局部晚期肺癌，不能通过肺叶切除术、双叶切除术或袖状肺叶切除术完全切除。患者必须能够在手术期间耐受单肺通气，并且在肺切除术后具有足够肺功能满足日常生活。当无法完全切除时，即使是全肺切除术或 N3 淋巴结阳性患者，也不应进行VATS 全肺切除。虽然没有肿块大小的绝对标准，但对于大肿块，必须谨慎考虑 VATS。此外，对于术前接受化疗或放化疗并切除对侧肺的患者，应谨慎考虑 VATS 全肺切除术。

二、术前评估

VATS 全肺切除术的术前评估与开放式全肺切除术相似：经胸超声心动图和肺功能检查。对于不能通过这些常规检查准确评估病情的边缘功能患者，必须进行补充肺灌注或心肺运动试验。为了更准确地评估心肺功能，可以在心导管穿刺时对切除一侧的肺动脉（pulmonary artery，PA）进行充气，分析心输出量、右心室功能和系统动脉血气。并且，心功能可以通过在术中经食管超声心动图下夹紧 PA 主干来评估。

三、麻醉

VATS 全肺切除术在全身麻醉下使用单肺通气进行。全麻是通过吸入或静脉注射麻醉药诱导的，之后用双腔气管插管对患者进行插管。双腔气管插管尖端可置于两侧的主支气管任一侧；但是，如果尖端进入了主支气管的切除范围，则在切除主支气管时尖端也将被切除。因此，麻醉医生必须在支气管切除前告知术者插管尖端的方位。

VATS 全肺切除术需要特别注意术中低氧血症。在开放性全肺切除术中，可对不通气的肺施加持续的气道正压以改善缺氧。然而，在 VATS 全肺切除术中，不能进行相同的操作，因为这会限制视野和器械的移动。因此，VATS 全肺切除术期间的低氧血症可以通过增加呼气末正压或与术者商量后进行间歇性双肺通气。

为尽量减少全肺切除术后对侧（未切除）肺的损伤，术中必须将气道压力维持在较低水平，并将吸入的氧气浓度降至最低。此外，不得大量输注静脉注射药物 [4]。

四、手术技术

（一）总体原则

右侧 VATS 全肺切除术术后发生呼吸衰竭和支气管胸膜瘘（bronchopleural fstula，BPF）的风险高于左侧 VATS 全肺切除术；然而，右侧 VATS 全肺切除术在技术上比左侧 VATS 肺切除术更容易，因为肺血管和隆突显露良好。由于 VATS 全肺切除术中取出的标本通常比肺叶切除术大，因此可能无法使用通常的 VATS 切口获得标本。在这种情况下，可能需要延长切口进行取出。

在全肺切除术中，肺下静脉和肺上静脉在其中一条静脉离断之前必须充分游离。这可以在划分两个肺静脉（pulmonary vein，PV）之后迅速地游离和离断 PA 主干。这种技术减少了游离和离断 PA 所需的时间，从而预防了血管充血。

针对全肺切除术或向中心浸润的深部肿块，可能需要在心包内离断血管。离断支气管时，如在开胸全肺切除术中，必须游离至隆突水平，以确保支气管残端尽可能短。

（二）患者体位

患者体位与 VATS 肺叶切除术相同。患者需要处于完全侧卧位，并且手术床是可弯曲的。这拓宽了肋间隙（intercostal space，ICS），并改善了胸腔镜器械的使用和控制。

（三）切口

每个外科医生的切口数量和位置不同。在这里，我们将介绍一种通用的三孔技术。我们先将套管针分别插入腋后线第 8 肋间和腋前线第 6 肋间，再通过这些套管针置入胸腔镜和胸腔镜器械，观察胸腔内部。在确认肿瘤的位置和侵袭程度以评估 VATS 全肺切除术的适应证后，在第 5 肋间处行一个 4cm 长的切口。如果因胸膜转移则禁止手术，需要终止手术。如果不能行 VATS，则需要中转开胸手术。

（四）肺静脉的分离

先分离肺静脉还是动脉存在争议。如果先分离肺静脉，首先可能出现肺充血。另一方面，术中癌细胞可能通过血液转移 [5]。从技术上讲，肺静脉的分离先于肺动脉，会使得肺动脉的显露和分离更容易、更安全。

要离断肺静脉，必须将肺下韧带向上切开至下肺静脉（inferior PV，IPV）

的底部。一旦 IPV 显露，可用血管环或胶带环绕 IPV，然后用吻合器将其离断。当 IPV 被离断后，上肺静脉（superior PV，SPV）的下界被充分显露（图 6-1）。由于 SPV 与肺动脉前部非常接近，因此在环绕过程中需要小心避免损伤肺动脉。SPV 可以像 IPV 一样用吻合器离断。

（五）肺动脉的分离

向上提起肺，显露肺动脉（pulmonary artery，PA）和支气管下部后，可解剖肺动脉和支气管之间的空间。将肺向下缩回后显露出主动脉下区域。解剖肺动脉上方周围组织后，将肺动脉环绕。在血管环或胶带后环绕，必须确保足够的空间使吻合器通过（图 6-2）。如果肺动脉周围的组织没有被恰当游离，吻合器可能会造成血管损伤。在极少数情况下，吻合器可能会扭曲肺动脉主干或对侧肺动脉。因此，夹闭后不应立即离断肺动脉，在离断肺动脉前必须使用足够时间观察血流动力学变化。如果肿块位置离肺动脉根部太近，可能难以放置吻合器。在这种情况下，可以考虑从心包内切开以安全地进行开胸手术。

（六）支气管的分离

如前所述，保持支气管残端尽可能短是至关重要的。在左肺，主动脉下区域的支气管必须被充分游离，以留下短的支气管残端。支气管离断后对隆突下

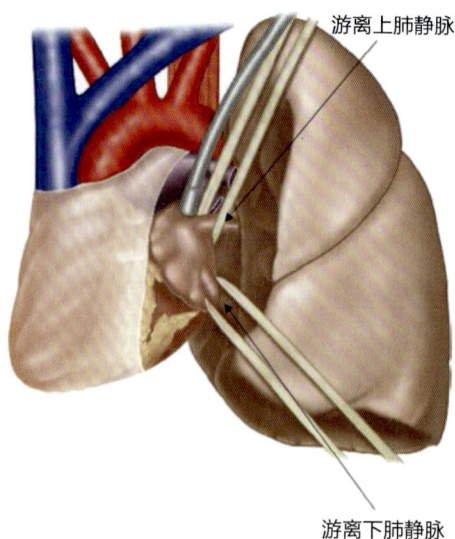

▲ 图 6-1 下肺韧带向上剥离至下肺静脉（IPV）底部。用血管环或胶带环绕下肺静脉。IPV 分离后，充分显露上肺静脉的下边界

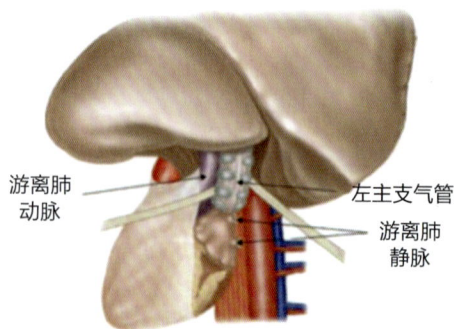

▲ 图 6-2 解剖肺动脉上方周围组织，使肺上方回缩。肺动脉和主支气管之间创造一个空间后，将血管襻放置在这个空间中

淋巴结的清扫以显露隆突下区域在技术上具有挑战性。因此，最好在支气管离断前进行淋巴结清扫。在清扫隆突下淋巴结时，建议使用夹子或剪刀，而不是能量装置，这可能阻断血流。在分离 PA 前先分离支气管，PA 可能旋转或被拉扯从而导致损伤。因此，一般情况下，PA 分离在支气管分离之前进行（图 6-3）。但如果肿块位于 PA 前方，限制肺门游离，则可先行支气管分离。支气管切缘组织的过度剥离会损害血供，从而增加支气管胸膜瘘的风险。在 VATS 全肺切除术

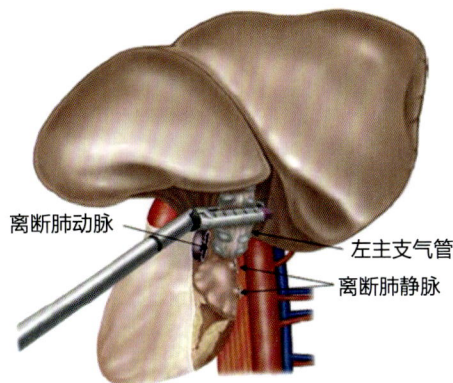

▲ 图 6-3　由于长支气管残端可引起支气管胸膜瘘，保持支气管残端尽可能短是必要的。当支气管先于肺动脉（PA）分离时，PA 可能会旋转或被拉扯，从而导致损伤。PA 分离一般在支气管分离之前进行

中,肺标本的取出是具有挑战性的。通过狭小的切口提取标本可能会损坏标本袋，从而导致癌细胞扩散。在这种情况下，必须充分分离肋间肌，使标本能够安全地取出到皮下。需要 VATS 全肺切除术的肺癌可能靠近支气切缘。因此，病理学家需要对支气管切缘进行冰冻切片检查。如果切缘存在癌细胞，则可能需要扩大切除支气管残端。

（七）支气管残端后引流

取出肺标本后，用温盐水冲洗胸腔。一些外科医生还可能将抗生素与冲洗液混合。冲洗时，必须检查支气管的漏气情况。如果观察到支气管漏气，可以再次缝合支气管。随后，一些外科医生可能会用周围富含血管的组织覆盖支气管残端。常用的组织有心包脂肪垫、胸膜和肋间肌。由于右侧全肺切除术和新辅助治疗诱发支气管胸膜瘘的风险高，因此覆盖残端更为安全。

（八）VATS 全肺切除术后的引流

虽然全肺切除术后的引流方式多种多样，但引流的必要性也存在争议。一般情况下，常用胸管连接三腔胸瓶。置入引流管可以帮助手术后立即控制纵隔定位，对识别引流液的特征（如血液、乳糜等）也很有用。除非在术后立即观察到并发症，否则胸管不需要留置很长时间。

五、术后管理

（一）全肺切除术后的胸膜间隙

VATS 全肺切除术后液体可积聚在空荡的胸腔。在胸部 X 线片上，通常在术后第 3 天约 70% 的胸腔充满积液，需要 2～3 个月的时间胸腔完全充满积液[6]。术后快速积液提示可能出现出血和乳糜胸。如果纵隔严重偏向手术对面，皮下肺气肿突然加重或积液未填满隆突以上，则应怀疑支气管胸膜瘘。

（二）液体管理

术中或术后液体供应过多会增加剩余肺出现肺水肿的可能性，这与术后死亡率有关。如上所述，严格的液体限制也是危险的，因为胸腔会在短时间内充满液体。必须密切监测尿量和肾功能，以提供适量的液体。

六、小结

局部晚期肺癌合并中央型肺癌常行 VATS 全肺切除术。手术技术复杂，与 VATS 肺叶切除术相比，术后并发症的风险限制了 VATS 全肺切除术的使用。不过，随着 VATS 技术和经验的逐步发展，将有助于在不久的将来取代开胸全肺切除术治疗肺癌。

参考文献

［1］ Nwogu CE, Yendamuri S, Demmy TL. Does thoracoscopic pneumonectomy for lung cancer affect survival? Ann Thorac Surg. 2010;89:S2102–6.

［2］ Petersen RP, Pham D, Burfeind WR, et al. Thoracoscopic lobectomy facilitates the delivery of chemotherapy after resection for lung cancer. Ann Thorac Surg. 2007;83:1245–50.

［3］ Yang CJ, Yendamuri S, Mayne NR, et al. The role of thoracoscopic pneumonectomy in the management of non-small cell lung cancer: a multicenter study. J Thorac Cardiovasc Surg. 2019;158:252–64.

［4］ Hackett S, Jones R, Kapila R. Anaesthesia for pneumonectomy. BJA Educ. 2019;19:297–304.

［5］ Song PP, Zhang W, Zhang B, Liu Q, Du J. Effects of different sequences of pulmonary artery and vein ligations during pulmonary lobectomy on blood micrometastasis of non-small cell lung cancer. Oncol Lett. 2013;5:463–8.

［6］ Munden RF, O' Sullivan PJ, Liu P, Vaporciyan AA. Radiographic evaluation of the pleural fluid accumulation rate after pneumonectomy. Clin Imaging. 2015;39:247–50.

第 7 章　电视辅助胸腔镜肺癌手术中纵隔淋巴结的清扫

Video-Assisted Thoracic Surgery Mediastinal Lymph Node Dissection in Lung Cancer Surgery

Kwhanmien Kim　著

摘　要：纵隔淋巴结清扫是肺癌手术的重要组成部分，它提供了准确的淋巴结分期，并可能改善生存结果。微创入路，如电视辅助胸腔镜（video-assisted thoracic surgery，VATS）肺叶切除术治疗非小细胞肺癌患者，已成为世界范围内的标准术式。VATS 纵隔淋巴结清扫要彻底、准确，保证肺癌手术的完整性。本章将介绍 VATS 纵隔淋巴结清扫术的技术。

关键词：肺肿瘤；电视辅助胸腔镜手术；淋巴结清扫术

　　淋巴结清扫包括肺门和纵隔淋巴结清扫，是非小细胞肺癌手术的重要步骤。纵隔淋巴结清扫（mediastinal lymph node dissection，MLND）是实现完整手术的关键。虽然 MLND 是否能提高生存率尚未最终确定，但它可以提供准确的病理分期和更好的局部控制 [1, 2]。完全淋巴结清扫可以定义为清除每个淋巴结站的所有淋巴结和脂肪组织。电视辅助胸腔镜（VATS）淋巴结清扫技术与开胸手术几乎相同，但会根据胸腔镜的位置、是否存在操作孔、使用的手术器械以及胸腔镜提供的手术视野是否充分而有所不同。VATS MLND 现在可以安全地进行，并且可以切除更多的淋巴结 [3–9]。然而，淋巴结切除术的范围和根据肺癌部位切除淋巴结站的要求尚未完全阐明 [10, 11]。

一、切口位置

根据术者的习惯，VATS 肺癌手术有许多不同的切口位置。在规划 VATS 切口之前，重要的是要考虑几点：符合人体工程学的良好位置来处理器械，在紧急情况下易于转换为开放式开胸手术，美观有利的位置，以及需要最大限度减少术后疼痛。笔者给出的标准 VATS 切口包括两个孔和一个操作口（工作窗口）[12]。首次胸腔镜探查的第一个切口位于腋中线的第 7 肋间或第 8 肋间（ICS）。在锁骨中线的第 4 肋间或第 5 肋间处设置一个长度约为 4 cm 的操作口。专门设计的切口撑开器可在市面上买到，有助于器械操作并防止伤口污染。在肩胛骨尖端下方的第 5 肋间或第 6 肋间做一个额外的 5mm 或 10mm 切口（图 7-1）。这种切口布局通过连接操作口和后孔，确保在紧急情况下安全及时地转换为开胸手术。只需改变胸腔镜腔镜孔并使用适当的操作，就可以切除所有肺叶，并且可以通过这种 3 孔布局实现 MLND，而无须进行重大修改。然而，站位如何，在哪里置入胸腔镜，是改变胸腔镜腔镜孔还是使用固定孔，这些决定都完全取决于术者的习惯。最重要的考虑是避免与助手的器械相互干扰（即"无手交叉"技术）。笔者建议始终站在手术台的右侧，因为这样可以让右手操作平稳。在进行左侧 VATS 肺叶切除术时，沿着肩胛骨前线在第 5 肋间或第 6 肋间放置一个用于胸腔镜的 10mm 孔，可以提供更好的裂隙和隆突下显露（图 7-2）。

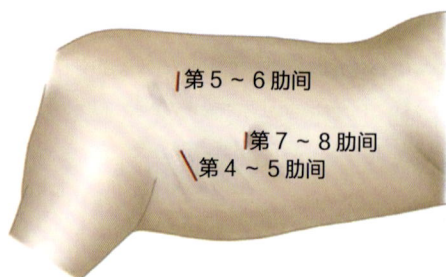

▲ 图 7-1　左侧 3 孔位置

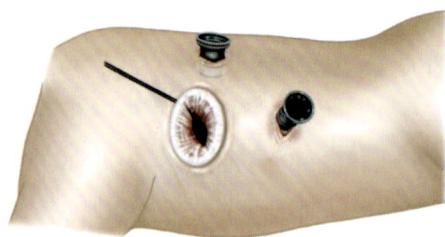

▲ 图 7-2　沿肩胛骨前线在第 5 肋间或第 6 肋间放置 10mm 套管针的左侧 3 孔位置。如果通过这个后孔置入胸腔镜，可以提供更好的裂隙和隆突下显露

二、VATS 技术 – 纵隔淋巴结清扫术

（一）右侧

1. 第 2R 站、第 3R 站和第 4R 站

从奇静脉和上腔静脉（superior vena cava，SVC）交界处打开纵隔胸膜。在气管与 SVC 之间，从奇静脉下方至右头臂动脉切开胸膜壁层。从奇静脉下方向上至无名动脉水平，很容易游离所有纵隔脂肪组织，包括淋巴结。随着奇静脉的上抬和右肺动脉主干的下压，先游离右侧主支气管与前隆突区之间的纵隔脂肪垫，然后再继续游离至主动脉弓周围的心包。用胸腔镜牵引器和棉球棒将奇静脉向尾侧牵开，SVC 向前牵开；将纵隔脂肪垫从气管、SVC 和无名动脉尾侧缘处游离（图 7-3）。

完整切除包括淋巴结在内的所有纵隔脂肪组织。从纵隔脂肪组织汇入 SVC 的小静脉用血管夹结扎或用超声装置离断。在顶端，右侧喉返神经可因热损伤而受损。由于该区域有许多小淋巴管，应将其结扎或安全处理，以免术后发生乳糜胸。笔者更倾向于使用超声装置，因为它容易解剖纵隔脂肪组织，出血少，可能有助于防止术后淋巴渗漏。

2. 第 7 站（右侧）

手术台向左倾斜，右肺向前缩回后，右侧隆突下区域容易显露。然后打开胸膜壁层，避免损伤迷走神经及其在肺上的分支。虽然通常会将进入支气管小的肺迷走神经分支分离，但为了减少术后干咳等肺部并发症，还是保留这些分支为好。整体游离隆突下脂肪垫，从下方开始，用电灼或超声装置向上解剖至

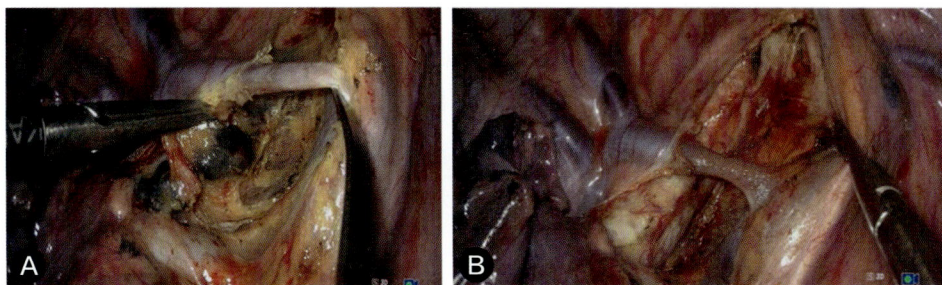

▲ 图 7-3　**A.** 右侧上纵隔清扫从奇静脉下方开始，向上进行；**B.** 淋巴结完全清扫后，可以看到纵隔边界（气管、心包、无名动脉和上腔静脉）

隆突。

游离从中间支气管和下肺静脉的下界开始，然后向上移动从食管和左右主支气管处清扫隆突下淋巴结。如果从后方难以完全清扫，则可以通过前方入路进入前隆突下间隙（图7-4）。

（二）左侧

1. 第5站和第6站

在膈神经和迷走神经之间在主动脉肺窗水平打开纵隔胸膜。切口沿迷走神经向头侧延伸，水平位于左肺动脉主动脉上方。应注意避免损伤膈神经和左侧喉返神经。第6站淋巴结位于动脉韧带内侧区域，第5站级淋巴结位于主动脉弓下缘与左肺动脉主干上缘之间。整体切除包含第5站和第6站淋巴结的肺动脉脂肪垫（图7-5）。

2. 第4L站

左侧气管旁淋巴结位于主动脉弓上缘与左肺动脉主干上缘之间。用棉球棒下压左肺动脉主动脉，用胸腔镜牵开器将主动脉弓向上牵拉后，沿左主支气管将第4L站淋巴结清扫至气管。第4L站淋巴结靠近左侧喉返神经。为避免左侧声带麻痹，必须小心保护左侧喉返神经和近端迷走神经（图7-6）。

3. 第7站（左侧）

由于长左侧主支气管、降主动脉和脊柱，因此显露左侧隆突下间隙稍微困难一些。右侧双腔气管插管是必要的，其可抬高左侧主支气管使得易于清扫左侧隆突下淋巴结（图7-7）。尤其是在左上肺叶切除术后，可以通过肺后缩并抬高左侧主支气管和左侧肺主动脉，使术者向前靠近左侧隆突下间隙（图7-8）。

当左上肺叶切除术后，可从后方靠近左隆突下间隙。在降主动脉前方和沿降主动脉打开纵隔胸膜。游离支配肺的迷走神经小分支。为显露左侧隆下间隙，用胸腔镜牵开器或棉球棒将左侧主支气管向前牵引，用胸腔镜食管牵引器将降主动脉和食管向后牵引。游离左主支气管至隆突处的隆突下脂肪垫。然后从食管和右主支气管处进行淋巴结清扫。妥善处理气管前缘至隆突水平处进入淋巴结的小动脉分支，避免术后出血。

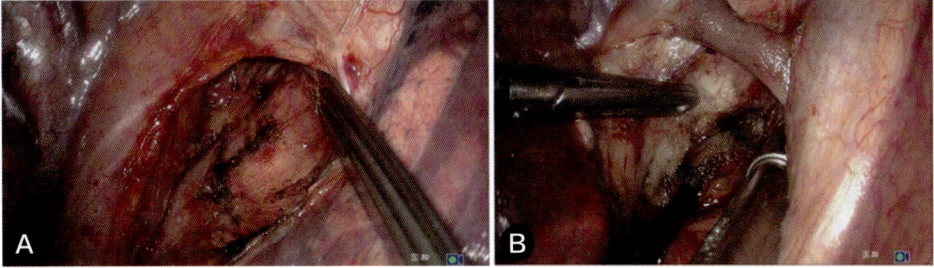

▲ 图 7-4　**A.** 右侧隆突下淋巴结清扫，同时通过后入路保留迷走神经肺分支；**B.** 如果从后方难以清扫，可通过前方入路到达前隆突下间隙

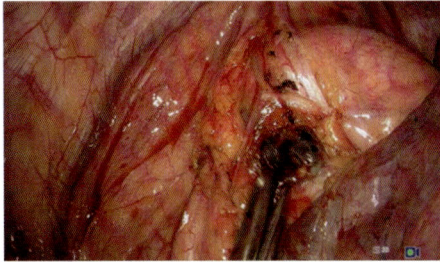

▲ 图 7-5　切除主动脉下和主动脉旁淋巴结，注意膈神经和左侧喉返神经

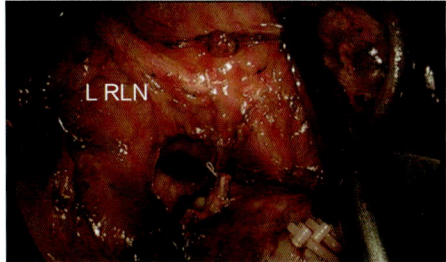

▲ 图 7-6　主动脉下和左侧下气管旁淋巴结清扫后左侧喉返神经（**L RLN**）被安全保护

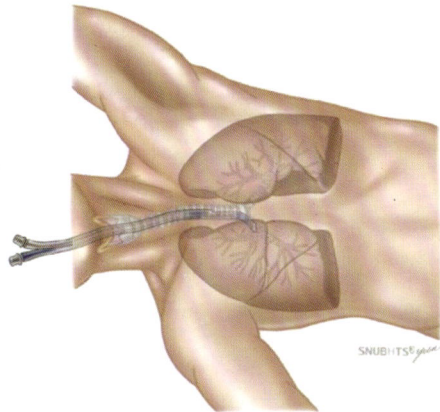

▲ 图 7-7　左侧胸腔镜辅助肺癌手术时行右侧双腔气管插管有利于隆突下淋巴结清扫

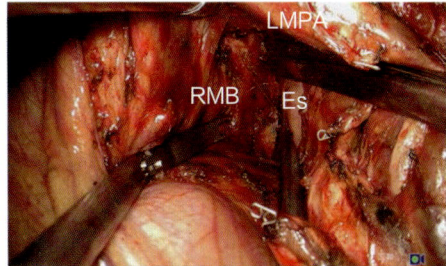

▲ 图 7-8　尤其是在左上肺叶切除术后，抬高左侧主支气管和左侧肺主动脉，向下推上肺静脉残端，可以使术者向前靠近左侧隆突下间隙
RMB. 右侧主支气管；LMPA. 左侧肺主动脉；Es. 食管

参考文献

[1] Keller SM, Adak S, Wagner H, Johnson DH. Mediastinal lymph node dissection improves survival in patients with stages II and IIIa non-small cell lung cancer. Ann Thorac Surg. 2000;70:358–65.

[2] Allen MS, Darling GE, Pechet TT, et al. Morbidity and mortality of major pulmonary resections in patients with early-stage lung cancer: initial results of the randomized, prospective ACOSOG Z0030 trial. Ann Thorac Surg. 2006;81:1013–9.

[3] Watanabe A, Koyanagi T, Ohsawa H, et al. Systematic node dissection by VATS is not inferior to that through an open thoracotomy: a comparative clinicopathologic retrospective study. Surgery. 2005;138:510–7.

[4] Sagawa M, Sato M, Sakurada A, et al. A prospective trial of systematic nodal dissection for lung cancer by video-assisted thoracic surgery: can it be perfect? Ann Thorac Surg. 2002;73:900–4.

[5] Palade E, Passlick B, Osei-Agyemang T, Gunter J, Wiesemann S. Video-assisted vs open mediastinal lymphadenectomy for stage I non-small-cell lung cancer: results of a prospective randomized trial. Eur J Cardiothorac Surg. 2013;44:244–9.

[6] Lee HS, Jang HJ. Thoracoscopic mediastinal lymph node dissection for lung cancer. Semin Thorac Cardiovasc Surg. 2012;24:131–41.

[7] Kim K, Kim HK, Park JS, et al. Video-assisted thoracic surgery lobectomy: single institutional experience with 704 cases. Ann Thorac Surg. 2010;89:S2118–22.

[8] Kim HK, Choi YS, Kim J, Shim YM, Kim K. Outcomes of unexpected pathologic N1 and N2 disease after video-assisted thoracic surgery lobectomy for clinical stage I non-small cell lung cancer. J Thorac Cardiovasc Surg. 2010;140:1288–93.

[9] Amer K. Thoracoscopic mediastinal lymph node dissection for lung cancer. Semin Thorac Cardiovasc Surg. 2012;24:74–8.

[10] Shapiro M, Kadakia S, Lim J, et al. Lobe-specific mediastinal nodal dissection is sufficient during lobectomy by video-assisted thoracic surgery or thoracotomy for early-stage lung cancer. Chest. 2013;144:1615–21.

[11] Ishiguro F, Matsuo K, Fukui T, Mori S, Hatooka S, Mitsudomi T. Effect of selective lymph node dissection based on patterns of lobe-specific lymph node metastases on patient outcome in patients with resectable non-small cell lung cancer: a large-scale retrospective cohort study applying a propensity score. J Thorac Cardiovasc Surg. 2010;139:1001–6.

[12] Kim K. VATS mediastinal lymph node dissection. In: Scarci M, Solli P, Sihoe AD, editors. Minimally invasive thoracic surgery: principles and practice of thoracoscopic technique. London: JP Medical; 2017. p. 37–40.

第 8 章　电视辅助胸腔镜肺切除术和淋巴结清扫术并发症的预防和处理

Prevention and Management of Complications During Video-Assisted Thoracic Surgery Lung Resection and Lymph Node Dissection

Yong Soo Choi　著

摘　要：在电视辅助胸腔镜手术（video-assisted thoracoscopic surgery，VATS）肺叶切除术中，由于手术解剖结构不理想，如肺动脉周围致密粘连或钙化，可能会发生术中不良事件。解决术中并发症对于安全、成功地进行 VATS 肺切除术和淋巴结清扫至关重要。如果发生持续出血，或尽管采取了所有措施仍不能进行 VATS，则应尽快转为开胸手术。

关键词：电视辅助胸腔镜手术术中事件；并发症

电视辅助胸腔镜手术肺叶切除和淋巴结清扫是一种被广泛接受的治疗早期非小细胞肺癌的术式[1,2]。对肺癌进行 VATS 肺叶切除术需要一个学习曲线。已知 VATS 肺叶切除术中并发症发生率明显高于开胸肺叶切除术[3]。无论由经验丰富的外科医生还是新手进行 VATS 肺叶切除术，由于手术解剖结构不理想，如肺动脉周围致密粘连或钙化，都可能发生术中不良事件。解决术中并发症对于安全、成功地进行 VATS 肺切除术和淋巴结清扫至关重要。本文综述了 VATS 术中并发症的原因、相关因素以及问题解决的方法和预防策略。

一、出血

重大意外出血通常来源于肺动脉、肺静脉、支气管动脉的损伤。不恰当、不清晰的外科显露及粗心的游离、结扎或血管结构分离是导致血管损伤最常见的原因 [4]。吻合器或器械故障导致出血的情况相对少见，多数病例可能与术者操作失误有关 [5]。

VATS 术中最常见的出血部位是肺动脉。众所周知，接受新辅助化疗和（或）放疗的患者以及肿瘤较大的患者发生动脉损伤的风险更大 [6,7]。肺动脉和支气管之间的淋巴结钙化会引发出血问题，尤其是既往有炎性疾病的老年患者。肺静脉损伤的情况比肺动脉损伤少得多。游离肺下韧带时疏忽会造成下肺静脉损伤。支气管动脉出血在 VATS 中很常见，但可以通过压迫、电灼、超声能量装置或止血夹等方式轻松控制。然而，术后支气管动脉出血，特别是沿支气管残端或隆突下区域出血，则需要再次手术以控制出血。

适当的手术显露并注意检查解剖结构，以及细致的血管游离、结扎和离断是避免严重损伤最关键的因素 [8]。当从第 6 肋间以下的下方提供视野时，肺门结构显露不足是相当常见的。三维 VATS 相较于二维 VATS 提供了更优的可视化效果 [9,10]，可以更舒适地识别和解剖血管结构。

有一个基本的安全策略，是在每一个微创手术中，在手术台后方的桌上放置一块海绵或一个手术钳，以备突然的意外出血。眼下当务之急是控制出血，恢复手术视野。用海绵棒或周围肺组织直接压迫出血点是止血或减少损伤血管出血的有效方法。然而，在大出血的情况下，可能不容易识别出血点。在至少充分按压几分钟并保持血压和心率稳定的情况下，应决定如何控制出血，并继续进行下一步的手术。如果因持续出血导致生命体征不稳定，也应考虑转为开胸手术。也可通过原位压迫止血或使用电灼、止血夹以及其他止血材料的方式达到目的。将湿纤维蛋白密封胶贴片置于出血点上，至少轻轻按压几分钟。这个操作通常足以止血。如果出血情况持续，下一步就是用胸腔镜血管钳对出血点近端部分进行血管夹紧，但对于外科新手来说，用血管钳控制出血是比较困难的。在成功夹紧受伤的血管近端后，可以通过缝合进行初步修复。增加 VATS 切口的数量可能有助于更好地显露损伤血管并控制出血。

一种治疗血管损伤的新方法，称为吸引 - 压迫止血技术，包括首先通过胸腔镜吸引器侧压损伤部位来控制出血。然后，对血管进行连续缝合，具体的步骤取决于损伤的大小和位置；可选择的方法包括吸引压迫后直接缝合，用夹紧损伤部位的方式代替吸引压迫后进行缝合，或将肺动脉主干近端加紧后再缝合 [11]。

如果采取所有措施后仍出血，则应立即转为开胸手术。在进行开胸手术时，应从下方切口用海绵棒来压迫出血灶。

二、支气管损伤、融合大叶间裂及漏气

633 例 VATS 解剖肺切除术患者中有 6 例（0.94%）发生支气管损伤，其中有 3 例行非计划肺切除术和 1 例行非计划胆管切除术，造成 1 例气管食管瘘和 1 例中间支气管膜部气道损伤 [3]。在完成肺切除术后的漏气试验中，可以清楚地发现电灼或超声装置对支气管的直接损伤，但术中无法检查出由热力机制引起的延迟性支气管损伤。在糖尿病患者或长期服用类固醇的患者中，支气管膜的轻微损伤或支气管的不恰当缝合会恶化形成支气管胸膜瘘。用心包加固支气管残端或在支气管残端和邻近支气管上涂抹纤维蛋白密封胶贴片可降低术后支气管瘘的发生风险。

当有肺裂融合的患者行肺叶切除术时，漏气的风险更高 [12]。在 VATS 肺叶切除术中，对于肺裂后置术 [13] 和肺裂前置术 [14] 的选择尚无共识。在右上肺叶切除术中，需要仔细识别肺静脉通路。中肺叶和下肺叶的某些静脉分支经肺上静脉流入上肺静脉，若不小心截断这些分支可能导致右上肺叶切除术后中肺叶和下肺叶充血。因此，建议在右上肺叶切除术中采用肺裂优先技术。完全融合的厚的肺裂往往会转为开胸手术。

持续漏气是住院时间延长的主要原因，也是 VATS 肺叶切除术后常见的并发症。长时间漏气有几个确定的危险因素，包括年龄、体重指数低于 $24.0 \ kg/m^2$、术者的经验、手术部位（上肺叶切除术和胆管切除术）、肺功能下降、融合肺裂和胸膜粘连 [15,16] 等。有这些因素的患者，在分离肺裂和胸膜粘连松解时应小心谨慎。

三、管理和预防术中事件的各种技巧

1. 注意不要损伤迷走神经，特别是在清扫隆突下淋巴结和主动脉肺淋巴结时，可减少术后胃排空延迟。对于既往行过对侧肺叶切除及淋巴结清扫的患者行肺叶切除及淋巴结清扫需更加小心谨慎。

2. 在清扫右上气管旁淋巴结和左下气管旁淋巴结及主动脉肺淋巴结时，避免损伤喉返神经。

3. 术中或术后几天的膈肌或食管损伤为惰性的和亚临床性的。

4. 胸腔镜吻合器的尖端可能造成轻微创伤，所以在操作吻合器时要小心。

5. 转换为开胸手术不应被认为是外科医生值得羞愧的事情。即使是专家在 VATS 肺叶切除术中遇到困难时，也需要转换为开胸手术。请不要忘记，VATS 并不是手术本身的目标，而是多种方法技术之一。

参考文献

［1］ Ettinger DS, Akerley W, Borghaei H, et al. Non-small cell lung cancer, version 2.2013. J Natl Compr Canc Netw. 2013;11:645–53.

［2］ Gopaldas RR, Bakaeen FG, Dao TK, Walsh GL, Swisher SG, Chu D. Video-assisted thoracoscopic versus open thoracotomy lobectomy in a cohort of 13,619 patients. Ann Thorac Surg. 2010;89:1563–70.

［3］ Flores RM, Ihekweazu U, Dycoco J, et al. Video-assisted thoracoscopic surgery (VATS) lobectomy: catastrophic intraoperative complications. J Thorac Cardiovasc Surg. 2011;142:1412–7.

［4］ Louie BE. Catastrophes and complicated intraoperative events during robotic lung resection. J Visc Surg. 2017;3:52.

［5］ Brown SL, Woo EK. Surgical stapler-associated fatalities and adverse events reported to the Food and Drug Administration. J Am Coll Surg. 2004;199:374–81.

［6］ Decaluwe H, Petersen RH, Hansen H, et al. Major intraoperative complications during video-assisted thoracoscopic anatomical lung resections: an intention-to-treat analysis. Eur J Cardiothorac Surg. 2015;48:588–99.

［7］ Augustin F, Maier HT, Weissenbacher A, et al. Causes, predictors and consequences of conversion from VATS to open lung lobectomy. Surg Endosc. 2016;30:2415–21.

［8］ Safdie FM, Sanchez MV, Sarkaria IS. Prevention and management of intraoperative crisis in VATS and open chest surgery: how to avoid emergency conversion. J Visc Surg. 2017;3:87.

［9］ Dong S, Yang XN, Zhong WZ, et al. Comparison of three-dimensional and two-dimensional visualization in video-assisted thoracoscopic lobectomy. Thorac Cancer. 2016;7:530–4.

［10］ Kim TH, Hong TH, Choi YS. Comparison of surgical outcomes between 3D and 2D VATS lobectomy for clinical stage I lung cancer. Precis Future Med. 2020;4:69–74.

［11］ Mei J, Pu Q, Liao H, Ma L, Zhu Y, Liu L. A novel method for troubleshooting vascular injury during anatomic thoracoscopic pulmonary resection without conversion to thoracotomy. Surg Endosc. 2013;27:530–7.

［12］ Igai H, Kamiyoshihara M, Yoshikawa R, et al. The efficacy of thoracoscopic fissureless lobectomy in patients with dense fissures. J Thorac Dis. 2016;8:3691–6.

［13］ Balsara KR, Balderson SS, D'Amico TA. Surgical techniques to avoid parenchymal injury during lung resection (fissureless lobectomy). Thorac Surg Clin. 2010;20: 365–9.

［14］ Decaluwe H, Sokolow Y, Deryck F, et al. Thoracoscopic tunnel technique for anatomical lung resections: a 'fissure first, hilum last' approach with staplers in the fissureless patient. Interact Cardiovasc Thorac Surg. 2015;21:2–7.

［15］ Rivera C, Bernard A, Falcoz PE, et al. Characterization and prediction of prolonged air leak after

第 8 章　电视辅助胸腔镜肺切除术和淋巴结清扫术并发症的预防和处理

Prevention and Management of Complications During Video-Assisted Thoracic Surgery Lung
Resection and Lymph Node Dissection

pulmonary resection: a nationwide study setting up the index of prolonged air leak. Ann Thorac Surg.
2011;92:1062–8.

[16] Zhao K, Mei J, Xia C, et al. Prolonged air leak after video-assisted thoracic surgery lung cancer resection:
risk factors and its effect on postoperative clinical recovery. J Thorac Dis. 2017;9:1219–25.

第9章 机器人辅助胸腔镜手术在非小细胞肺癌中的应用

Robot-Assisted Thoracic Surgery in Non-Small Cell Lung Cancer

Jun Hee Lee　Kook Nam Han　Hyun Koo Kim　著

摘　要：肺叶切除术是早期非小细胞肺癌的标准术式。各种肺叶切除术的手术技术已经发展起来，微创胸外科手术，如电视辅助胸腔镜手术或机器人辅助胸外科手术，已被认为是传统开胸手术的替代方案。自 2002 年第一篇病例系列报道发表至今，机器人肺叶切除术越来越受欢迎。多个研究报道了机器人肺叶切除术与电视辅助胸腔镜手术和开胸肺叶切除术具有相当的肿瘤生物学和围术期预后。然而，机器人肺叶切除术对于术者来说仍然是一个挑战，因为学习曲线陡峭、触感下降、置入戳卡困难，以及术者和助手之间的合作存在挑战。许多研究报道了机器人肺叶切除术，但很少提及机器人肺叶切除术的手术技术。本章将针对开展机器人肺叶切除术的初学术者，详细介绍所有 5 种类型肺叶切除术的手术技巧和最佳性能。

关键词：机器人辅助胸腔镜手术；机器人肺叶切除术；肺叶切除术；肺肿瘤

肺叶切除术，包括解剖性切除整个肺叶，是早期非小细胞肺癌（NSCLC）的标准术式。传统术式是开胸入路的，巨大的手术切口与严重的术后疼痛相关。微创胸腔镜肺叶切除术，包括电视辅助胸腔镜手术（video-assisted thoracic surgery，VATS）和机器人肺叶切除术，与开胸手术相比，其围术期并发症发生率低、术后疼痛轻、住院时间短、肿瘤生物学预后相当，因此被认为是一种合适的术式 [1-5]。

VATS 肺叶切除术自 20 世纪 90 年代初首次报道以来 [6]，它已成为一种常规术式 [7-9]。然而，VATS 肺叶切除术存在的一些不足，如缺乏灵活性、手眼协调困难、二维成像的局限性，促使机器人肺叶切除术作为一种新技术发展[10]。机器人肺叶切除术，通过机器人手术系统，实现改善的三维成像、手眼协调、灵活操作和过滤震颤，使得手术安全进行[11,12]。

机器人肺叶切除术自 2002 年第一篇病例系列报道以来[13]，其随着机器人系统的技术创新而逐渐发展。机器人吻合器（EndoWrist Stapler；Intuitive Surgical Inc.，Sunnyvale，CA，USA）在达·芬奇 Xi 中的引进使得术者全程单纯操控机器人实现肺叶切除术成为可能，并可能减少手术时间[12,14,15]。

多项研究报道了机器人肺叶切除术的优势，与开胸手术相比，其在住院时长、胸管引流量、术后并发症发生率和死亡率方面都显著减少[2,16-19]。使用倾向评分匹配方法的两项研究表明开胸、VATS 和机器人肺叶切除术在术后并发症发生率和肿瘤生物学预后上没有显著差异[20,21]。

近年来，机器人肺叶切除术由于其优越的灵活性，已被用于更具挑战性的病例。Qiu 等[22] 报道了一例机器人双袖肺叶切除术的成功病例，证明了其应用于支气管成形术和血管成形术的能力。Wilson 等[23] 报道了早期 NSCLC 机器人肺叶切除术中淋巴结分期升期的发生率；因此，由于机器人增加了灵活性和视野，机器人纵隔淋巴结清扫术（mediastinal lymph node dissection，MLND）可能应用于局部晚期 N_2 的 NSCLC 患者。

然而，机器人肺叶切除术仍然是一个挑战，因为它的学习曲线陡峭、触感下降、戳卡置入困难，以及术者和助手之间的合作存在挑战。

机器人肺叶切除术的技术在手术切口数量、使用的机械臂数量、操作孔的使用、戳卡的位置和使用 CO_2 充气方面有许多变化，这些变化增加了手术的难度。

在本文中，针对开始实施机器人肺叶切除术的术者，详细描述了所有 5 种类型的肺叶切除术的手术技巧和最佳性能，以及如何克服手术相关问题的建议。

一、机器人手术的适应证和禁忌证

机器人肺叶切除术的适应证与传统肺叶切除术相似，但可能比 VATS 和开胸肺叶切除术的适应证更广泛。机器人肺叶切除术可用于边缘肺功能和局部晚期癌症患者[24,25]。一般来说，致密粘连、侵犯支气管、侵犯胸壁、术前放疗、既往胸外科手术史和肺门淋巴结转移等情况不再被视为绝对禁忌证；相反，它们被认为是相对禁忌证[4,26]。在笔者看来，由有经验的术者对这些患者进行机器人肺叶切除术是可行的。

二、机器人手术的学习曲线

虽然很难确定学习曲线，但多个研究已经估计了机器人肺叶切除术的学习曲线为 18～32 例（表 9-1）。而根据某些研究，至少需要 20 例才基本掌握手术能力[18,27,28]。Arnold 等[29] 报道的学习曲线为 22 例，而 Song 等[30] 报道术者的学习曲线为 32 例，手术助手则为 20 例。

很少有研究比较机器人肺叶切除术和 VATS 肺叶切除术的学习曲线。Jang等[31] 报道了他们开展机器人肺叶切除术和 VATS 肺叶切除术的手术经验和结果。他们比较了他们早期机器人肺叶切除术（$n=40$）和最近（$n=40$）VATS 肺叶切除术的结果。机器人切除术的并发症发生率（10% vs. 32.5%，$P=0.027$），术中出血量（219ml vs. 374ml，$P=0.017$），和术后住院时间的中位数（6 天 vs. 9 天，$P < 0.001$）均低于早期 VATS 肺叶切除术组。

未来，由模拟技能训练、基于实验室的学习和视频组成的机器人手术培训计划可以帮助缩短这一学习曲线。

三、手术技术

（一）技术要点

使用双腔气管插管行单肺通气，患者置于侧卧位。手术台是可弯曲的，以

表 9-1 机器人肺叶切除术的学习曲线

研　究	年　份	手术方式	已行机器人肺叶切除术的患者总量	达到手术能力所需的手术数量
Melfi 和 Mussi[27]	2008	4 孔 4 臂	107	20
Gharagozloo 等[28]	2009	3 孔 3 臂	100	20
Veronesi 等[18]	2010	4 孔 4 臂	54	20
Arnold 等[29]	2019	5 孔 4 臂	101	22
Song 等[30]	2019	4 孔 3 臂	208	32（主刀），20（助手）

扩大肋间隙（ICS）和臀部下移。如果可以，将患者置于相反的特伦德伦伯卧位。根据操作孔、要切除的肺叶的位置和所需戳卡的数量来确定戳卡的位置。合适的切口放置机器人戳卡和操作孔。对于胸腔狭小或身材矮小的患者，我们中心使用 CO_2 充气（最大 6~10mmHg）下的单孔多器械通道（Lapsingle；Sejong Medical, Paju, Korea），这有助于肺塌陷和膈肌下移。

　　在机器人对接前，需要进行仔细的胸腔镜检查以确定胸膜粘连、胸腔积液和其他转移情况。在引入操作机械臂前，我们常规将血管阻断带和已卷起的纱布放置在腔隙中以节省时间（图 9-1A）。使用血管阻断带收缩血管分支和支气管便于缝合，且防止血管损伤（图 9-1B）。在机械臂和需要缩回的结构之间放置已卷起的纱布，便于在没有第四个机械臂或床边助手的情况下进行解剖，特别是肺门和淋巴结组织（图 9-1C）。

　　机器人观察孔一般是放置在中央，其他操作孔的位置取决于术者的偏好。左侧置入 Cadiere 钳，右侧置入 Maryland 双极钳。在达·芬奇 Xi 手术系统中，大多数血管和支气管的离断都是用机器人吻合器（EndoWrist Stapler；Intuitive Surgical Inc., Sunnyvale, CA, USA）进行的，小的血管分支可用机器人血管夹结扎。

　　所有患者均常规采用机器人 MLND。肺门淋巴结的完整清扫是机器人肺叶切除术的关键。最好切除肺门周围和肺门之间的所有淋巴结组织，因为这样做有助于识别解剖结构，并且切除这些淋巴结组织后吻合器可以更容易地通过。已裁剪好的手术手套末端可用作标本袋，将切除的淋巴结装进标本袋后取出可避免癌细胞污染切口及胸腔（图 9-1D）。

　　手术结束时，将肺标本装进标本袋后从操作孔取出。我们常规进行椎旁肋间神经阻滞，这是经胸腔镜通过胸内入路在胸膜内注射布比卡因。在缝合切口前，切口留置一根 24F 或 20F 胸管。

（二）戳卡位置

　　合适的戳卡位置是机器人肺叶切除术成功的一个至关重要因素，因为它可以避免压迫伤，允许机器人器械的自由移动，并使手术安全。目前，机器人肺叶切除术使用 3~4 个机械臂、2~4 孔，少数外科医生使用 5 孔入路。在使用机器人吻合器时，使用一个尽可能低的 12mm 戳卡以方便机械臂的操作，因为机器人吻合器的末端操作柄比其他机器人器械要长[32]。

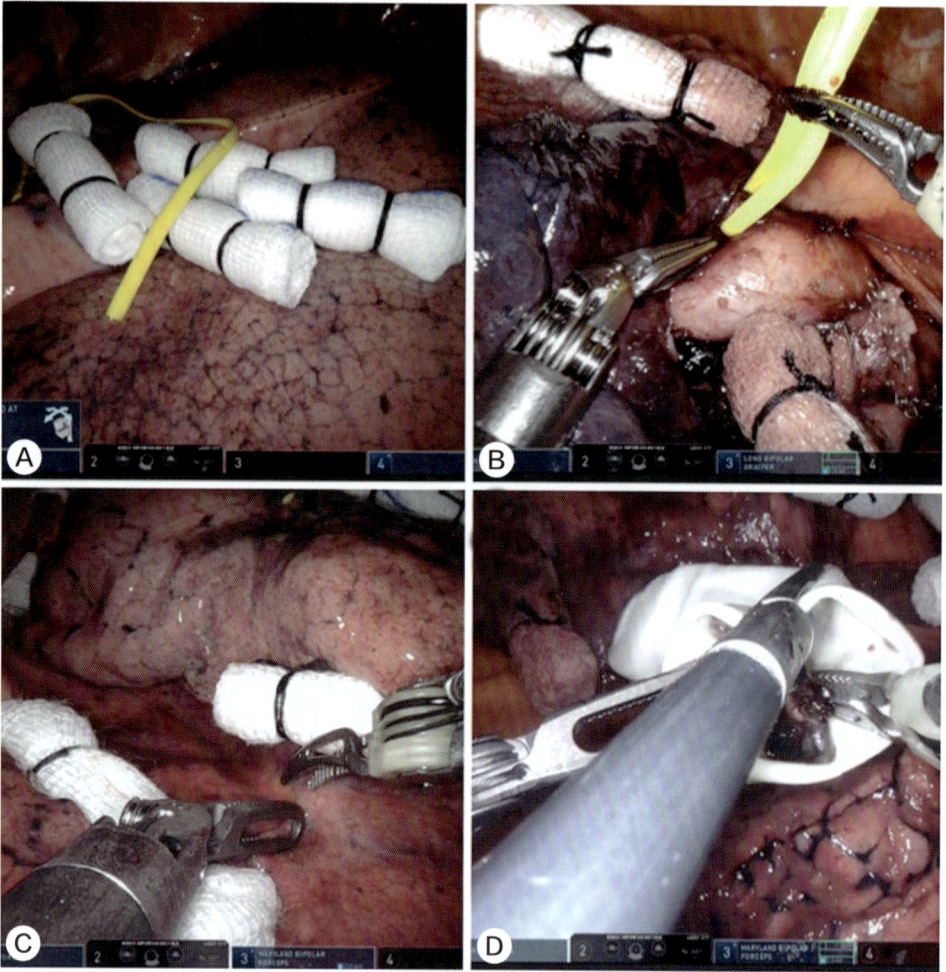

▲ 图 9-1 机器人肺叶切除术的技巧

A. 将血管阻断带和已卷起的纱布放置在胸腔；B. 使用血管阻断带牵拉肺动脉；C. 在需要缩回的手术区域放置已卷起的纱布；D. 已裁剪好的手术手套末端用作标本袋取出切除的淋巴结

（三）四孔入路

Veronesi 等 [18] 和 Pardolesi 等 [33] 介绍了 4 孔机器人肺叶切除术，包括 3 个戳卡和 1 个操作孔。在背阔肌前方第 5 肋间处做一个 3～4cm 的操作孔切口。右侧肺叶切除术在腋中线第 7 肋间处做一个 12mm 的戳卡切口（腔镜孔），左侧肺叶切除术的切口在相应位置后方 2cm。在第 8 肋间距腔镜孔后方 8cm 处做一个 8mm 戳卡切口，另一个 8mm 戳卡切口则在听诊三角处 [18,33]。

Cerfolio 等[34] 介绍了由 3 个戳卡和 1 个辅助孔组成的 4 孔机器人肺叶切除术。沿着锁骨中线第 6 肋间或第 7 肋间处做一个 5mm 的戳卡切口（胸腔镜），并在椎体棘突前第 7 ～ 8 肋间处做另一个 5mm 的戳卡切口（机械臂 3）。在第 7 ～ 8 肋间距机械臂 3 前方 10cm 处做一个 8mm 戳卡（机械臂 2）。腔镜孔位于第 7 ～ 8 肋间，在机械臂 2 前方 9cm 往下 2 肋或 3 肋处做一个 15mm 的辅助孔[34]。

（四）三孔入路

沿腋中线在第 7 肋间或第 8 肋间做一个 3～4cm 的戳卡切口，沿腋前线在第 6 或第 7 肋间做一个 12mm 的戳卡切口，沿肩胛线在第 8 肋间或第 9 肋间做另一个 12mm 的戳卡切口，切口之间相距 8cm。通过操作孔留置多通道单孔穿刺器（Lapsingle；Sejong Medical）。机器人胸腔镜进出是通过操作孔置入的 8mm 穿刺器，助手通过其他戳卡置入手术器械（图 9-2）。

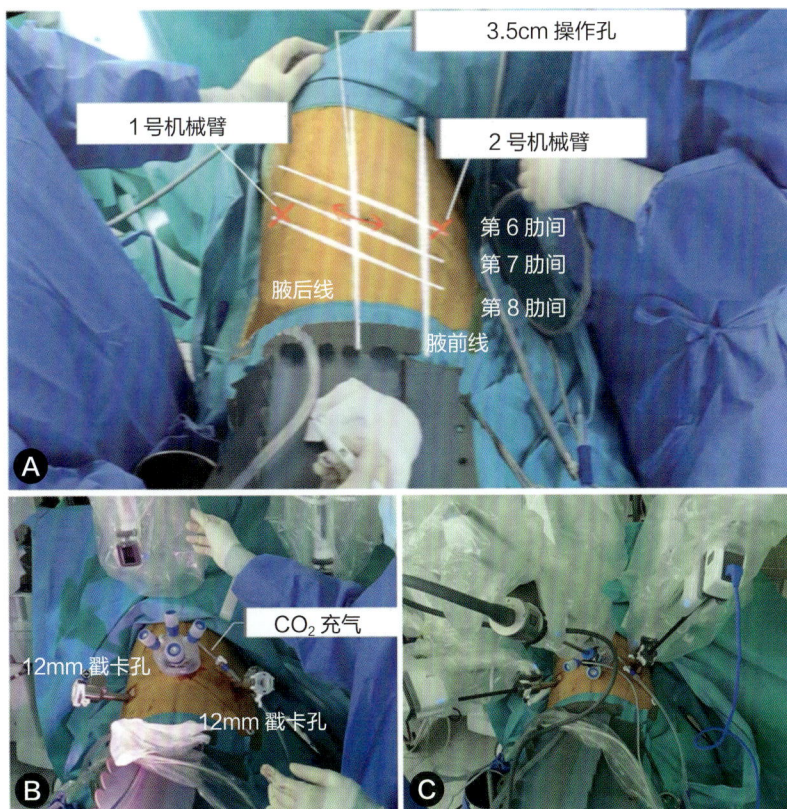

◀ 图 9-2　三孔入路机器人肺叶切除术戳卡位置的图示

（五）两孔入路

沿着腋后线第 7 肋间或第 8 肋间做一个 3～4cm 的操作孔（胸腔镜和机械臂 2），沿着腋前线第 6 肋间或第 7 肋间做一个 12mm 的戳卡切口（机械臂 1），没有辅助孔。通过操作孔置入多通道型单孔穿刺器（Lapsingle；Sejong Medical）。通过操作孔插入两个用于机器人胸腔镜和机械臂 1（用于 Cadiere 钳或 Maryland 双极钳）的 8mm 穿刺器。通过另一个 12mm 戳卡插入用于机械臂 2 的 12mm 穿刺器（Cadiere 钳、Maryland 双极钳或机器人吻合器）。助手通过操作孔 2 个穿刺器之间的空间置入他的手术器械（图 9-3）。

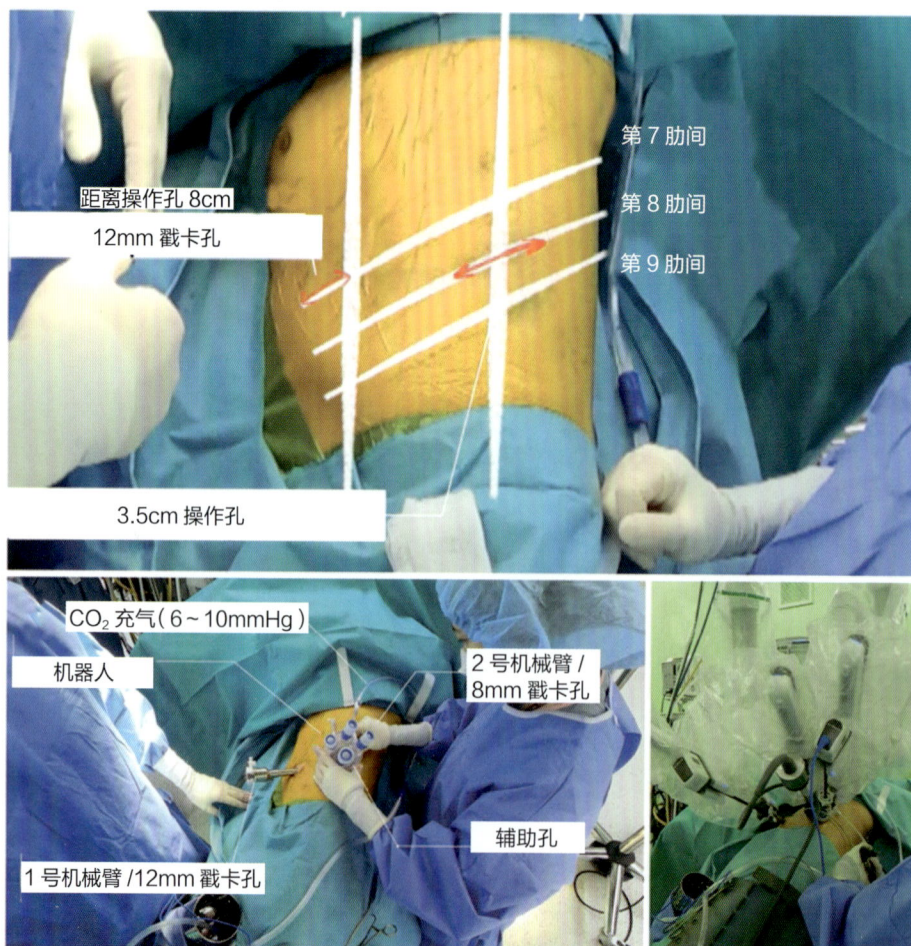

▲ 图 9-3　两孔入路机器人肺叶切除术戳卡放置位置的图示

（六）肺叶切除术的 5 种类型

以下将介绍如何实施各种类型的肺叶切除术。

1. 右上肺叶切除术

肺门结构的解剖应单独进行，淋巴结切除术也应单独进行。仔细识别解剖结构（特别是尖后段动脉）。手术入路因肺裂的完整性而异。

当肺裂融合或者发育不完全时，最好采用肺门入路来解剖肺门前方的纵隔胸膜。解剖顺序为单向的从前到后解剖，如图 9-4 所示：①游离和切断右上肺叶（RUL）静脉；②游离和切断肺动脉尖前干；③游离和切断尖后段动脉；④游离和切断右上肺叶支气管；⑤游离肺裂。步骤①和步骤②的顺序可以更改。

步骤①：游离和切断右上肺叶静脉。

向后牵拉右上肺叶，显露肺门上方区域和前纵隔，打开前纵隔和前纵隔胸膜以显露右上肺叶静脉。一旦确定右上肺叶静脉，继续解剖游离到确定右中肺叶静脉和右上肺叶静脉之间的分岔。将前段静脉和后段静脉用血管带环绕，并用机器人吻合器切断。

步骤②：游离和切断肺动脉尖前干。

切断右上肺叶静脉后，仔细解剖肺门以显露肺动脉。清扫肺动脉周围的结缔组织和淋巴结以显露肺动脉尖前干。将尖前干与肺动脉主干分开，用抓钳通过尖前干后方以保证吻合器有足够的通过空间。肺动脉尖前干用血管带提拉，并用机器人吻合器切断。

步骤③：游离和切断尖后段动脉。

切断尖后段动脉可以在右上肺支气管切断前或者切断后进行。尖后段动脉用血管带提拉，并用机器人吻合器切断。当尖后段动脉直径较小的时候，可以用机器人血管结扎锁结扎后切断。

步骤④：游离和切断右上肺叶支气管。

为了吻合器顺利通过支气管，应该彻底清扫支气管周围淋巴结。将右上肺叶向前牵拉，并解剖肺门后方。继续解剖显露右上肺叶支气管和中间支气管。右上肺叶支气管用血管带提拉，并用机器人吻合器切断。

步骤⑤：游离肺裂。

为了游离肺裂，常常需要使用机器人吻合器。仔细辨认肺动脉主干和右中

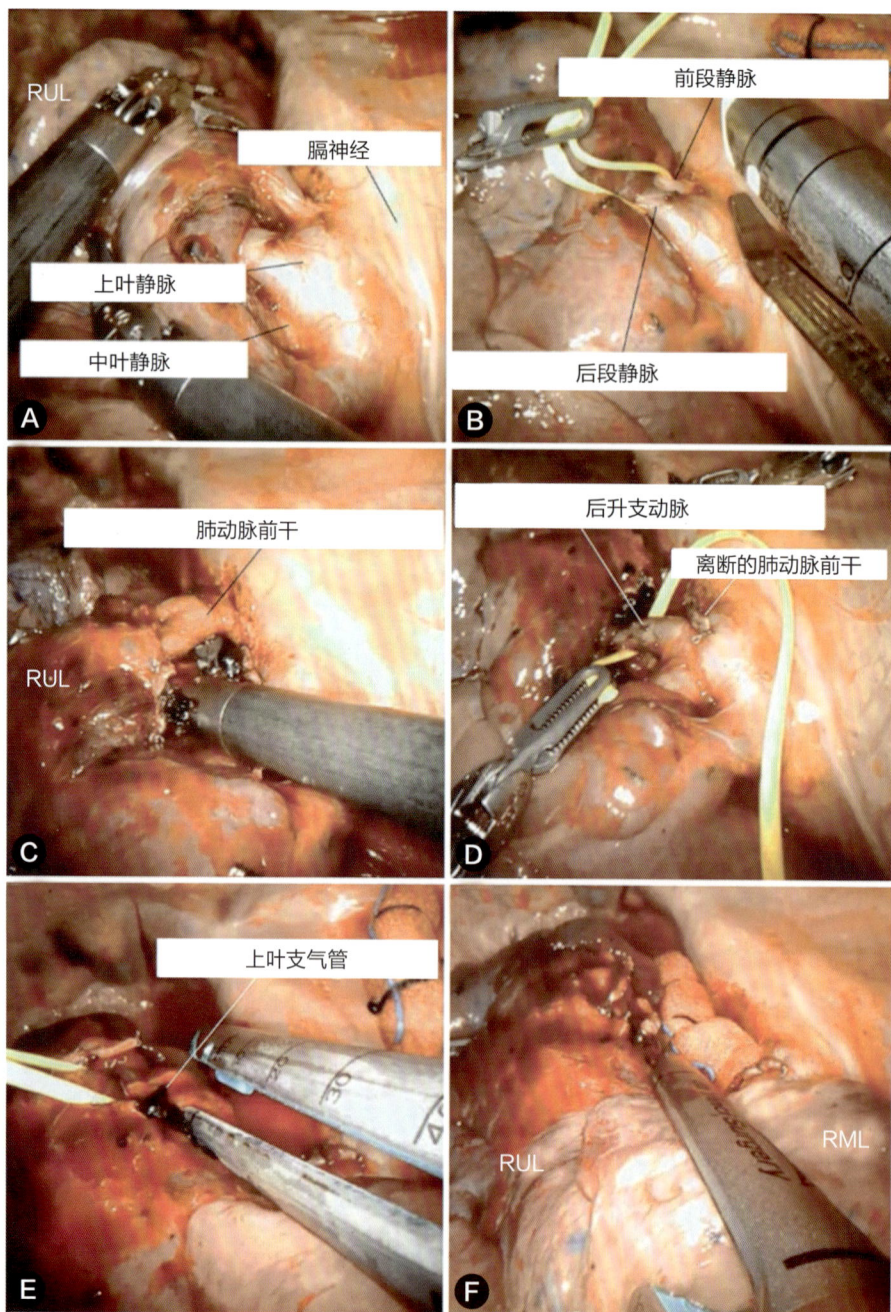

▲ 图 9-4 肺裂融合患者的机器人右上肺叶切除术

A. 识别右中肺叶静脉和右上肺叶静脉之间的分支；B. 离断右上肺叶静脉；C. 离断肺动脉尖前干；D. 离断后段动脉；E. 离断右上肺叶支气管；F. 游离肺裂。RUL. 右上叶；RML. 右中叶

肺叶动脉。接着，将标本装进标本袋后从操作孔取出。

然而，当肺裂完整和发育完全时，我们更倾向于以下步骤（图 9-5）：①游离和切断尖后段动脉；②在右上肺叶支气管和中间支气管分叉处游离胸膜；③游离和切断肺动脉尖前干；④游离和切断右上肺叶支气管；⑤游离和切断右上肺叶静脉。

步骤①：游离和切断尖后段动脉。

通过向上压右上叶和向下压右下叶，显露肺动脉。用长双极钳游离右肺上叶和右肺下叶间的斜裂，清扫淋巴结以辨别肺动脉的解剖结构。一旦显露出后升动脉，继续游离直到找到肺动脉干。可以用机器人吻合器打开右肺上叶和右肺下叶之间的不完整的肺裂，从而显露出肺动脉。有时为了减少漏气，可以最后离断肺裂。后升动脉周围有血管襻，可以用机器人吻合器切断。如果后升动脉过细，可以用血管夹结扎。

步骤②：在右肺上叶支气管和中间支气管分叉处游离胸膜。

向下压肺从而显露肺门上缘，切除肺门上部组织。从而为游离右肺上叶支气管做好准备。切除结缔组织和淋巴结后，就可以充分显露右主支气管和中间干支气管。

步骤③：游离和切断肺动脉尖前干。

向后压肺，由前向后移除肺门上方组织。一旦显露出尖前干，就可将其与右上肺静脉分离。用血管带提拉尖前干，并用机器人闭合器离断。

步骤④：游离和切断右肺上叶支气管。

离断尖前干后，就可显露出右肺上叶支气管，应当清扫支气管周围的淋巴结。用血管带提拉右肺上叶支气管，并用机器人吻合器切断。

步骤⑤：游离和切断右肺上叶静脉。

应游离出右肺中叶静脉与右上叶静脉间的分叉，以确定是否存在静脉解剖上的变异。在切断右肺上叶静脉之前，通常使用机器人吻合器切开右肺上叶与右肺中叶之间的不完整肺裂。向上压右上肺，并使用机器人吻合器切断右肺上叶静脉。接下来，使用标本袋通过操作孔取出标本。

2. 右中肺叶切除术

虽然机器人右肺中叶切除术有很多种方式，但我们更倾向于按照以下顺序

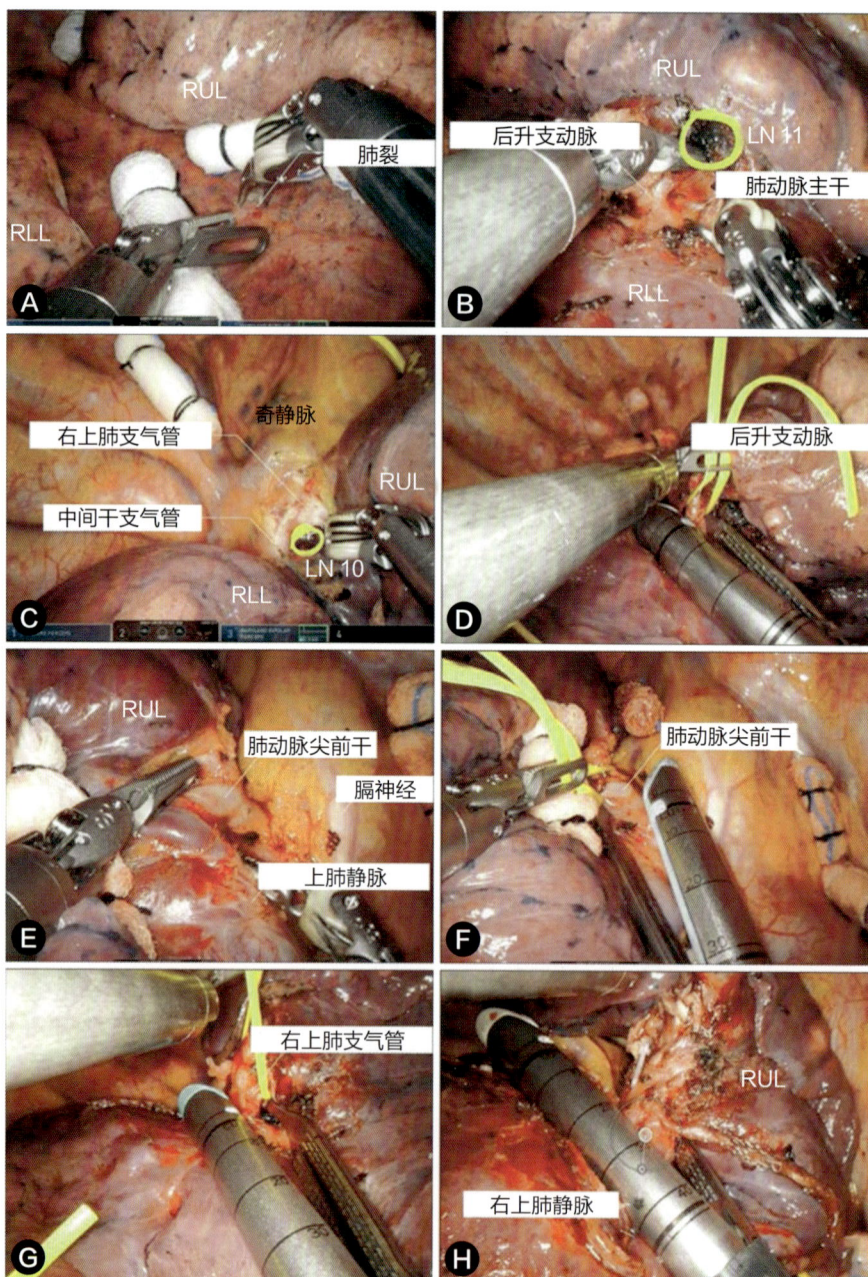

▲ 图 9-5 **肺裂发育完全患者的机器人右上肺叶切除术**

A. 游离肺裂；B. 寻找后段动脉；C. 离断右上肺叶（RUL）支气管和中间支气管分叉处的胸膜；D. 离断后段动脉；E. 寻找肺动脉尖前干和右上肺叶静脉；F. 离断肺动脉尖前干；G. 离断右上肺叶支气管；H. 离断右上肺叶静脉。LN. 淋巴结；RLL. 右下叶

（图 9-6）进行手术：①切开肺斜裂；②切断右肺中叶静脉；③切断右中肺支气管；④切断右中肺动脉；⑤切断剩余肺裂。

因为狭窄的组织间隙，完整切除肺门淋巴结是机器人右肺中叶切除术的关键，这可以帮助辨认右中肺支气管和右中肺动脉。应当仔细地辨别膈神经。

步骤①：游离并切开肺斜裂。

我们通常更习惯于先用双极钳游离前斜裂。小心地清扫肺内淋巴结以更好

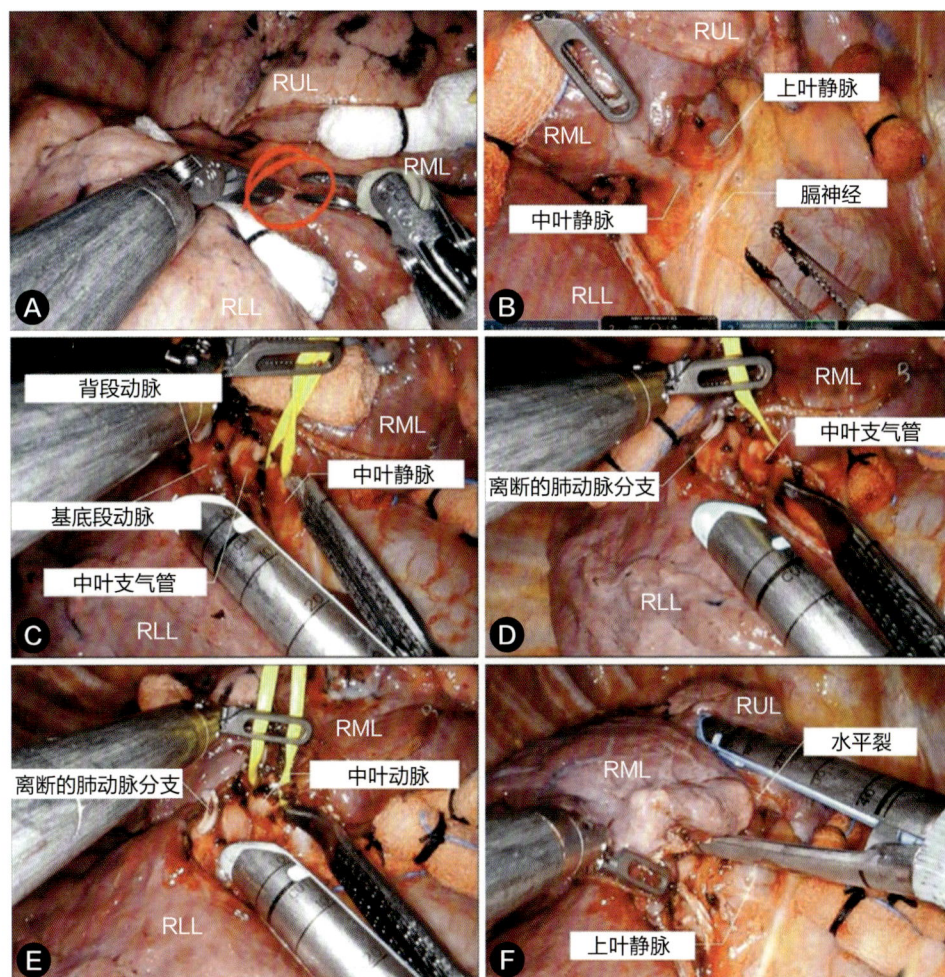

▲ 图 9-6 机器人右中肺叶切除术

A. 切开肺斜裂；B. 识别中叶静脉与上叶静脉之间分叉；C. 离断中叶静脉；D. 切断中叶支气管；E. 切断中叶动脉；F. 切开水平裂。RUL. 右上叶；RML. 右中叶；RLL. 右下叶；PA. 肺动脉

地显露肺动脉、支气管和静脉。一旦辨别出发往右肺下叶的动脉，就可以建立前斜裂的隧道。部分发育不完全的斜裂可以使用一个机器人吻合器来切断。

步骤②：游离并切断右肺中叶静脉。

一旦斜裂被打开，就能很好地显露肺静脉。肺的后方被游离之后，肺门的前部就被打开了。尽管中叶静脉最常汇入上肺静脉，但是它也可能汇入到右下肺静脉并直接流入心房。在辨认出右肺上叶静脉和右肺中叶静脉后，使用血管带套住右肺中叶静脉，并且使用一个机器人吻合器离断它。

步骤③：游离并切断右肺中叶支气管。

右肺中叶支气管通常位于右肺中叶动脉下方。在使用吻合器切断右肺中叶支气管之前，应先游离出右中肺支气管并彻底清扫淋巴结。先使用血管带提拉中肺支气管，再使用机器人吻合器切断它。在夹住支气管之后和击发吻合器之前，膨胀右肺可以确认吻合器的准确位置。在离断右中叶动脉之前或者之后，可以使用一个机器人吻合器切开水平裂。

步骤④：游离并切断右中肺动脉

应彻底清扫淋巴结组织以辨认肺动脉的解剖结构。A_4 和 A_5 可以起源于肺动脉不同的分支（50% 病例）或者同一分支（其他 50% 病例）。先使用血管带提拉右中肺动脉后，再使用机器人吻合器切断它。一旦所有肺门结构都被切断后，右肺上叶和右肺中叶之间的水平裂通常可以使用机器人吻合器切断。之后，就可以使用一个标本袋将标本从操作孔取出。

3. 右下肺叶切除术

通常先游离右下肺韧带，从而显露右下肺静脉。彻底清扫淋巴结可以打开纵隔区域并且更加安全的游离动脉、静脉和支气管。

手术入路通常根据肺裂的发育程度来选择。当肺裂发育不完全时，我们更倾向于采用以下步骤（图 9-7）：①离断下肺韧带；②游离并切断右下肺静脉；③游离并切断右下肺动脉；④游离并切断右下叶支气管。

如果肺裂发育完全，我们则倾向于采用另外一种方式，在左肺下叶切除术的部分予以介绍。

步骤①：离断下肺韧带。

使用 Cadiere 钳把肺往上压，然后术者开始使用长双极钳游离下肺韧带的

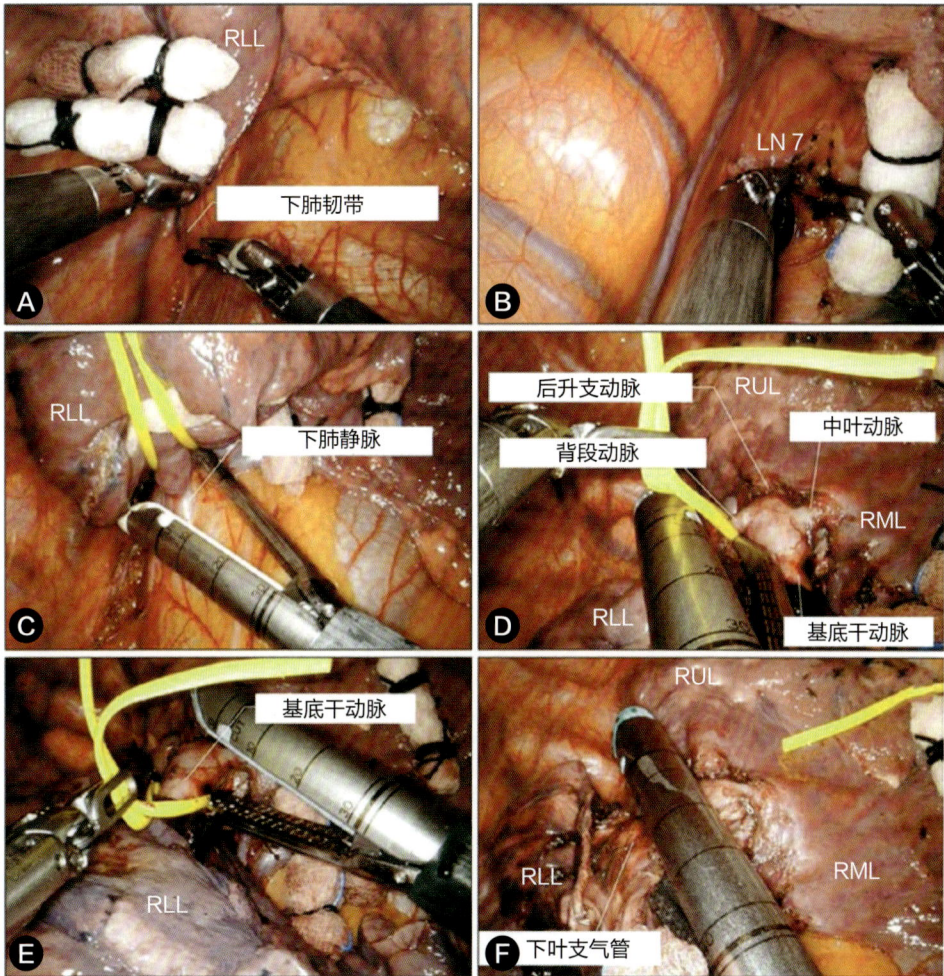

▲ 图 9-7　机器人右下肺叶（RLL）切除术

A. 游离下肺韧带；B. 清扫第 7 组淋巴结（LN）；C. 离断下肺静脉；D. 离断上段动脉；E. 离断基底干；F. 离断下叶支气管。RUL. 右上叶；RML. 右中叶

下缘。助手可以使用长海绵棒把肺往上压。游离下肺韧带及周围组织，同时清扫第 7 组、第 8 组、第 9 组淋巴结。

步骤②：游离并切断右下肺静脉。

之后，应避免直接夹肺，而是使用纱块钳往前压肺从而显露隆突下区域。清扫隆突下淋巴结后，往后压右肺下叶，并小心切断右下肺静脉。应彻底完全打开纵隔胸膜，从而辨别右中叶静脉和右下肺静脉。使用血管带提拉右下肺静脉，再使用机器人吻合器切断下肺静脉。

步骤③：游离并切断右下肺动脉。

使用长双极钳游离右中肺和右下肺之间前斜裂的前半部分，并清扫肺门淋巴结。我们更习惯使用机器人吻合器切开右下肺和右中肺之间的前斜裂，从而更好地显露右下肺动脉。继续游离斜裂直至能辨认出背段和后升支动脉。

一旦显露出背段动脉和基底干，就可以在一步或者两步操作中切断它们。我们更习惯于采用两步的切断方式，先用机器人吻合器切断背段动脉，再使用机器人吻合器切断基底干动脉。

步骤④：游离并切断右下叶支气管。

在切断肺动脉后，应清扫所有肺门淋巴结。使用机器人切合器游离切断右下肺支气管。应避免损伤右中肺支气管。之后，使用一个标门袋从操作孔取出标本。

4. 左上肺叶切除术

左肺上叶血管通常有较多的变异，并且它们经常发出两支或更多的分支。有些分支非常小且短，以至于很难插入吻合器。因此，需要小心地切断血管，并且插入吻合器时应避免撕裂血管。有些血管分支非常的短小，此时可以使用机器人血管夹结扎它们。

尽管根据解剖变异可以有很多种切断的顺序，但我们更倾向于采用以下步骤（图9-8）：①游离并切断左上肺静脉；②切断舌段动脉和尖后段动脉分支；③游离并切断左上肺支气管；④游离并离断尖后段动脉。

步骤①：游离并切断左肺上静脉。

向后压肺从而显露肺门，打开前纵隔胸膜。持续游离直到能辨认出上肺静脉和下肺静脉之间的分叉。由于缺少右中肺静脉，游离左上肺静脉比右上肺更加简单。使用血管带套住上肺静脉，再使用一个机器人吻合器切断它。

步骤②：切断舌段动脉和尖后段动脉分支。

接下来，我们使用长双极钳游离肺裂。使用纱块卷压肺从而游离被切开的肺裂。打开肺裂之后就可以辨认出肺动脉的解剖结构。一旦辨认出背段动脉，就可以建立斜裂隧道。可以通过隧道使用一个机器人吻合器来切断前半部分未发育的斜裂。清扫淋巴结为下一步使用机器人吻合器做准备。

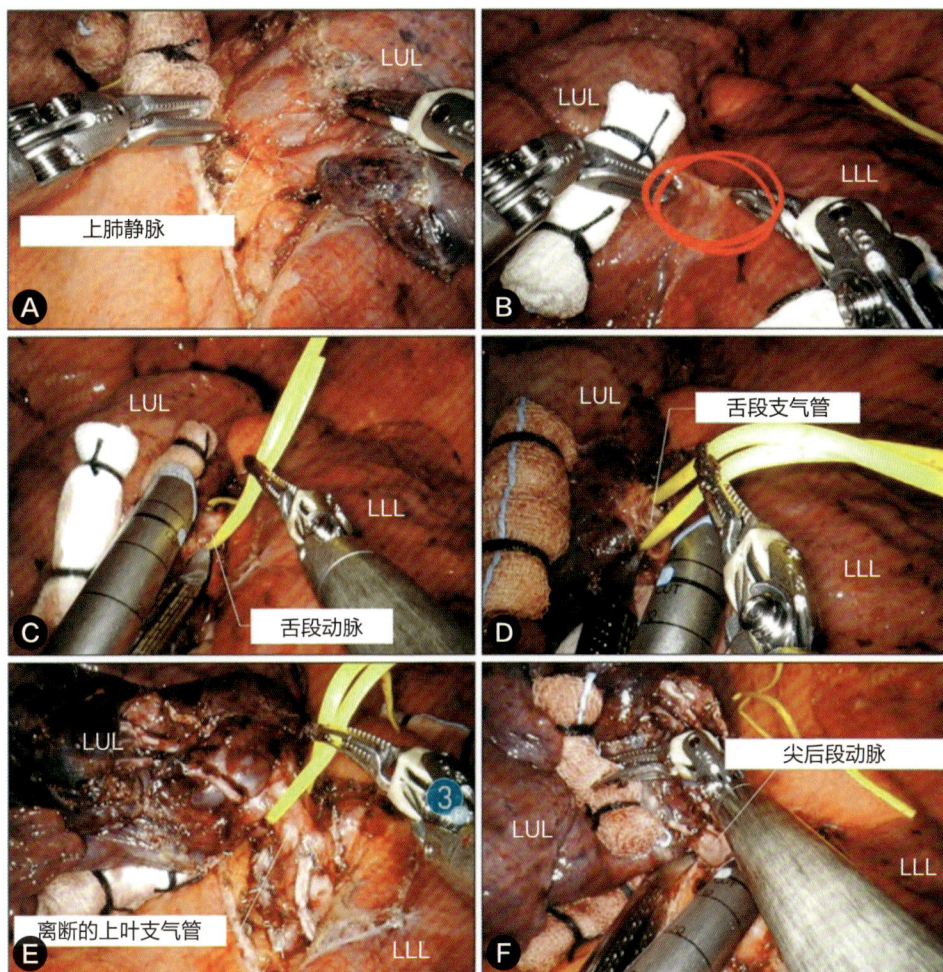

▲ 图 9-8　机器人左上肺叶切除术

A. 离断上肺静脉；B. 离断肺裂；C. 离断舌段动脉；D. 离断舌段支气管；E. 离断上叶支气管；F. 离断尖后段动脉。LUL. 左上叶；LLL. 左下叶

　　一旦整个肺动脉被清晰地显露，就可以沿着肺动脉上缘辨认出后段动脉分支和舌段动脉。使用血管扎带套住后段肺动脉和舌段动脉，之后在使用机器人吻合器切断它们。如果因为肺动脉分支过于短小不能使用吻合器，可以使用机器人血管夹结扎它们。

　　步骤③：游离并切断左上肺支气管。

　　左上叶支气管位于斜裂的中部，通常离断舌段动脉和后段动脉后就可以显露上叶支气管。向前压肺并清扫淋巴结。通常左上叶支气管发出固有段支气管和舌段支气管，可以使用一步或者两步离断它们。我们倾向于采用两步离断法，分别使用一个机器人闭合器离断上叶固有段支气管和舌段支气管。

步骤④：游离并切断尖后段动脉。

尖后段动脉从左肺动脉的后上方发出，并且从左上肺支气管的前方走行。切断左上肺支气管后就可以清楚地显露尖后段动脉。分别使用一个机器人吻合器切断尖后段动脉和前段动脉。当尖后段动脉有多个分支且细小时，可以使用血管夹结扎它们。之后，使用一个标本袋通过操作孔取出标本。

5. 左下肺叶切除术

左下肺叶切除术与右下肺叶切除术的方法类似。当肺裂发育良好时，我们采用以下步骤（图9-9）：①游离下肺韧带；②游离并切断下肺静脉；③游离并离断下肺支气管；④游离并离断下肺动脉。如果肺裂发育较差，我们则采用在右下肺叶切除术章节中描述过的方式。

步骤①：游离下肺韧带。

使用Cadiere钳向上压肺，之后术者开始使用长双极钳游离下肺韧带的下缘。助手可以使用一根长海绵棒向上压肺。游离下肺韧带周围的所有组织，清扫第7、第8和第9组淋巴结。

步骤②：游离和切断下肺静脉。

显露出下肺静脉之后，游离前侧肺门从而辨认出肺静脉的解剖结构。需显露和辨认下肺静脉和上肺静脉的分叉。使用血管带套住下肺静脉，之后一个机器人吻合器切断下肺静脉。

步骤③：游离并切断下肺支气管。

向前压肺，之后游离出左下肺支气管。左下肺支气管发出一根背段支气管和四支基底段支气管。清扫所有肺门淋巴结，辨认出背段支气管。使用一个机器人吻合器离断肺裂，从而帮助显露支气管和动脉。可以使用一步或者两步离断左下肺支气管，我们通常使用两步离断法。分别使用一个机器人吻合器切断背段支气管和基底段支气管。

步骤④：游离并切断左下肺动脉。

离断左肺下叶支气管后，游离肺裂从而辨认肺动脉的解剖结构。左下肺动

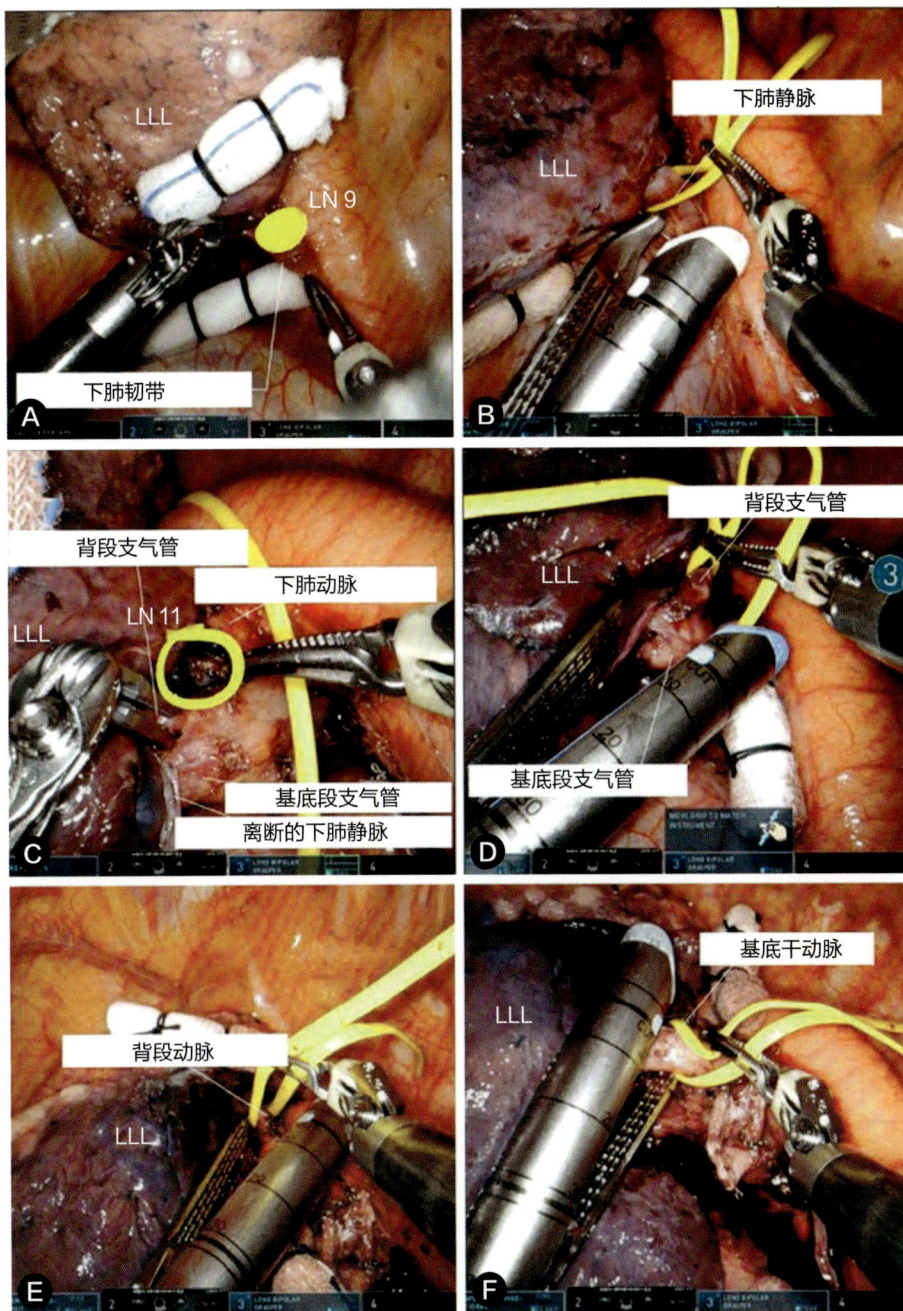

▲ 图 9-9　机器人左下肺叶切除术

A. 游离下肺韧带；B. 离断下肺静脉；C. 肺动脉解剖结构的识别；D. 离断上段支气管；E. 离断上段动脉；
F. 离断基底干。LLL. 左下肺叶；LN. 淋巴结

脉发出背段动脉和基底干动脉。显露背段和基底干动脉后，就可以一步或者分两步切断它们。我们倾向于使用两步离断法，分别使用一个机器人吻合器切断它们。之后，剩余的肺裂使用一个机器人吻合器切断。最后，使用一个标本袋从操作孔取出标本。

四、小结

此处，我们回顾了机器人肺叶切除术的几个关键技术要点。机器人肺叶切除术是可行和安全的，并且它在更多具有挑战性的术式中也能发挥作用。尽管机器人肺叶切除术的学习曲线并不平缓，但机器人手术系统的技术在不断进步，并且在未来系统升级将使机器人肺叶切除术更加快速、准确和安全。

参考文献

[1] Yang CF, Sun Z, Speicher PJ, et al. Use and outcomes of minimally invasive lobectomy for stage I non-small cell lung cancer in the National Cancer Data Base. Ann Thorac Surg. 2016;101:1037–42.

[2] Emmert A, Straube C, Buentzel J, Roever C. Robotic versus thoracoscopic lung resection: a systematic review and meta-analysis. Medicine (Baltimore). 2017;96:e7633.

[3] O'Sullivan KE, Kreaden US, Hebert AE, Eaton D, Redmond KC. A systematic review and meta-analysis of robotic versus open and video-assisted thoracoscopic surgery approaches for lobectomy. Interact Cardiovasc Thorac Surg. 2019;28:526–34.

[4] Linsky P, Wei B. Robotic lobectomy. J Visc Surg. 2017;3:132.

[5] Kneuertz PJ, D'Souza DM, Richardson M, Abdel-Rasoul M, Moffatt-Bruce SD, Merritt RE. Long-term oncologic outcomes after robotic lobectomy for early-stage non-small-cell lung cancer versus video-assisted thoracoscopic and open thoracotomy approach. Clin Lung Cancer. 2020;21:214–24.

[6] Roviaro G, Rebuffat C, Varoli F, Vergani C, Mariani C, Maciocco M. Videoendoscopic pulmonary lobectomy for cancer. Surg Laparosc Endosc. 1992;2:244–7.

[7] Berfield KS, Farjah F, Mulligan MS. Video-assisted thoracoscopic lobectomy for lung cancer. Ann Thorac Surg. 2019;107:603–9.

[8] McKenna RJ Jr. Lobectomy by video-assisted thoracic surgery with mediastinal node sampling for lung cancer. J Thorac Cardiovasc Surg. 1994;107:879–82.

[9] Landreneau RJ, Mack MJ, Hazelrigg SR, et al. Video-assisted thoracic surgery: basic technical concepts and intercostal approach strategies. Ann Thorac Surg. 1992;54:800–7.

[10] Lin J. Robotic lobectomy: revolution or evolution? J Thorac Dis. 2017;9:2876–80.

[11] Park BJ, Flores RM, Rusch VW. Robotic assistance for video-assisted thoracic surgical lobectomy: technique and initial results. J Thorac Cardiovasc Surg. 2006;131:54–9.

[12] Ricciardi S, Cardillo G, Zirafa CC, Davini F, Melfi F. Robotic lobectomies: when and why? J Visc Surg. 2017;3:112.

[13] Melfi FM, Menconi GF, Mariani AM, Angeletti CA. Early experience with robotic technology for thoracoscopic surgery. Eur J Cardiothorac Surg. 2002;21:864–8.

[14] Zirafa CC, Romano G, Key TH, Davini F, Melfi F. The evolution of robotic thoracic surgery. Ann

Cardiothorac Surg. 2019;8:210–7.

[15] Galetta D, Casiraghi M, Pardolesi A, Borri A, Spaggiari L. New stapling devices in robotic surgery. J Visc Surg. 2017;3:45.

[16] Farivar AS, Cerfolio RJ, Vallieres E, et al. Comparing robotic lung resection with thoracotomy and video-assisted thoracoscopic surgery cases entered into the J. H. Lee et al. Society of Thoracic Surgeons database. Innovations (Phila). 2014;9:10–5.

[17] Kent M, Wang T, Whyte R, Curran T, Flores R, Gangadharan S. Open, video-assisted thoracic surgery, and robotic lobectomy: review of a national database. Ann Thorac Surg. 2014;97:236–44.

[18] Veronesi G, Galetta D, Maisonneuve P, et al. Four-arm robotic lobectomy for the treatment of early-stage lung cancer. J Thorac Cardiovasc Surg. 2010;140:19–25.

[19] Adams RD, Bolton WD, Stephenson JE, Henry G, Robbins ET, Sommers E. Initial multicenter community robotic lobectomy experience: comparisons to a national database. Ann Thorac Surg. 2014;97:1893–900.

[20] Bao F, Zhang C, Yang Y, He Z, Wang L, Hu J. Comparison of robotic and video-assisted thoracic surgery for lung cancer: a propensity-matched analysis. J Thorac Dis. 2016;8:1798–803.

[21] Yang HX. Long-term survival of early-stage non-small cell lung cancer patients who underwent robotic procedure: a propensity score-matched study. Chin J Cancer. 2016;35:66.

[22] Qiu T, Zhao Y, Xuan Y, Jiao W. Robotic-assisted double-sleeve lobectomy. J Thorac Dis. 2017;9:E21–5.

[23] Wilson JL, Louie BE, Cerfolio RJ, et al. The prevalence of nodal upstaging during robotic lung resection in early stage non-small cell lung cancer. Ann Thorac Surg. 2014;97:1901–7.

[24] Casiraghi M, Spaggiari L. Robotic lobectomy has the greatest benefit in patients with marginal pulmonary function. J Thorac Dis. 2019;11(Suppl 3):S322–4.

[25] Veronesi G, Novellis P, Difrancesco O, Dylewski M. Robotic assisted lobectomy for locally advanced lung cancer. J Visc Surg. 2017;3:78.

[26] Wei B, Cerfolio RJ. Robotic lobectomy and segmentectomy: technical details and results. Surg Clin N Am. 2017;97:771–82.

[27] Melfi FM, Mussi A. Robotically assisted lobectomy: learning curve and complications. Thorac Surg Clin. 2008;18:289–95.

[28] Gharagozloo F, Margolis M, Tempesta B, Strother E, Najam F. Robot-assisted lobectomy for early-stage lung cancer: report of 100 consecutive cases. Ann Thorac Surg. 2009;88:380–4.

[29] Arnold BN, Thomas DC, Bhatnagar V, et al. Defining the learning curve in robot-assisted thoracoscopic lobectomy. Surgery. 2019;165:450–4.

[30] Song G, Sun X, Miao S, et al. Learning curve for robot-assisted lobectomy of lung cancer. J Thorac Dis. 2019;11:2431–7.

[31] Jang HJ, Lee HS, Park SY, Zo JI. Comparison of the early robot-assisted lobectomy experience to video-assisted thoracic surgery lobectomy for lung cancer: a single-institution case series matching study. Innovations (Phila). 2011;6:305–10.

[32] Pearlstein DP. Robotic lobectomy utilizing the robotic stapler. Ann Thorac Surg. 2016;102:e591–3.

[33] Pardolesi A, Bertolaccini L, Brandolini J, Solli P, Novellis P, Veronesi G. Four arms robotic-assisted pulmonary resection-left upper lobectomy: how to do it. J Visc Surg. 2018;4:109.

[34] Cerfolio RJ, Bryant AS, Skylizard L, Minnich DJ. Initial consecutive experience of completely portal robotic pulmonary resection with 4 arms. J Thorac Cardiovasc Surg. 2011;142:740–6.

中篇 食 管

Esophagus

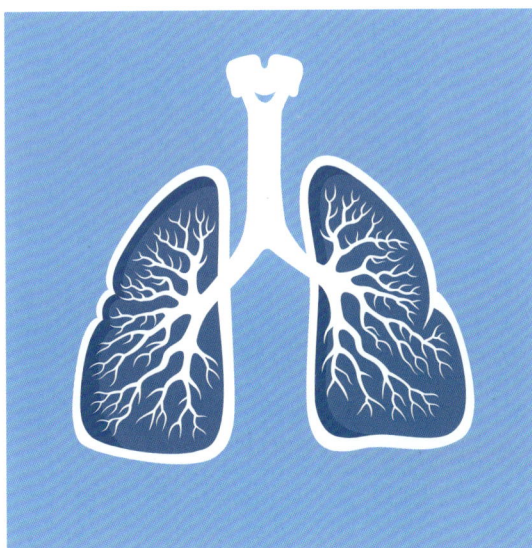

第 10 章 食管癌的胸腔镜食管切除术：详细流程及评述

Thoracoscopic Esophagectomy for Esophageal Cancer: Detailed Procedures and Review

Seong Yong Park 著

摘　要：食管癌的胸腔镜食管切除术根据不同的技术可采用不同的体位，如侧卧位或俯卧位。胸腔镜食管切除术的每种入路各有优缺点，术者可以根据自己的习惯选择合适的入路。胸腔镜食管癌切除术除可减少肺部并发症外，还可对肿瘤预后有更多益处，不过这还没有得到确切科学证据。本章将综述胸腔镜食管切除术的入路和手术步骤，并为该手术提供科学依据。

关键词：食管癌；胸腔镜

尽管食管癌切除术在围术期管理方面取得了进展，但其仍然是最具侵入性的胃肠道手术之一，术后并发症严重[1]。据日本一个大型全国性报告显示[2]，其术后复发率和术中死亡率分别高达 60% 和 3.4%。因此，胸腔镜和（或）腹腔镜下的食管切除术相较于传统开放式食管切除术，是一种非常有吸引力且侵入性较小的、可降低复发率和死亡率的替代方法。胸腔镜食管切除术的普及也可能与胸腔镜设备的技术进步有关，如已经应用在胸腔镜食管切除术和扩大纵隔淋巴结清扫术上的游离器械、腹腔镜凝固剪切器和血管闭合夹等[1]。胸腔镜食管切除术最早是由 Cuschieri 等于 1992 年提出的[3]，他们在一篇报道中介绍了 5 名接受胸腔镜联合开腹手术的患者。DePaula 等[4] 在 1995 年报道了他们的腹腔镜食管切除术经验。Luketich 等[5] 在 2003 年报道了 222 例接受胸腔镜和腹腔镜联合入路治疗食管癌患者可行的研究结果。近年来，各种胸腔镜下食管切除术入路应用于临床。

一、胸腔镜食管癌切除术的各种入路

胸腔镜食管切除术可在患者侧卧位下进行。它可以提供与传统开胸术相似的视角，其优点是可以方便紧急中转开胸。然而，这种体位需要全肺塌陷并进行单肺通气，这往往会引起肺部并发症。为了解决与单肺通气相关的问题，研究者们开始尝试俯卧位的胸腔镜食管切除术。Palanivelu 等[6] 报道了 130 例患者进行了俯卧位胸腔镜经胸食管切除术，该研究证实了其技术是可行的，其显露良好的手术视野和更好的人体工程学，让患者的呼吸并发症发生率低，手术时间更短。但是，该手术方法很难紧急中转开胸。此外，左侧喉返神经淋巴结是食管鳞状细胞癌最常发生转移的部位，在俯卧位时，解剖左侧喉返神经淋巴结在技术上具有挑战性。半俯卧位的胸腔镜食管切除术克服上述问题，同时保持俯卧位的好处，最近在胸外科界中普及起来[7]。

外科医生也尝试过经食管裂孔和颈部食管切除术。经食管裂孔食管切除术最早由 Orringer 和 Sloan 报道[8]，其被认为比经胸开放式食管切除术侵入性更小，切除更彻底。该术式由腹腔镜手术改良而来，也被视为微创食管切除术。虽然经食管裂孔入路被认为比经胸入路侵入性小，但对食管癌的治疗来说，纵隔淋巴结清扫并不彻底。因此，日本的一些机构采用视频辅助的经颈入路对食管近端和中端进行清扫，并结合经食管裂孔入路，以提高纵隔淋巴结清扫的质量，这无须经胸清扫和单肺通气[9]。而这种术式在韩国并不流行。

二、笔者个人执行的流程

笔者推荐胸腔镜下 McKeown 三切口食管切除术加颈吻合术。下面将介绍笔者个人的侧卧位下胸腔镜食管切除术的手术过程。双腔插管后，将患者置于左侧卧位。先在腋前线第 4 肋间处开一个 4cm 的手术切口以确认是否存在胸膜粘连。确认胸膜无粘连后，用 CO_2（20mmHg）使肺萎陷。在充入 CO_2 使肺充分塌陷后，在肩胛骨尖端的第 6 肋间和第 7（或第 8）肋间做手术切口和置入戳卡（图 10-1）。笔者个人倾向于使用手术切口，因为较厚的器械如气管牵开器可以通过切口置入。

手术的顺序如图 10-2 所示。从奇静脉弓处开始游离；打开奇静脉上方的纵隔胸膜，用腔镜切割吻合器切断奇静脉。奇静脉下方可看到起源于肋间动脉的右支气管动脉，通常用金属夹子将右支气管动脉阻断（图 10-3A）。在奇静脉和主动脉之间找到胸导管，该解剖平面正好在胸导管的外面，可以对胸导管进行整体切除（图 10-3B）。食管上段背侧的游离从上纵隔持续到胸廓入口（图 10-4A）。

对于这一区域的钝性分离，任何能量器械如超声刀都是可以使用的。游离至胸廓入口后，从奇静脉水平至右锁骨下动脉下缘打开迷走神经上方的纵隔胸

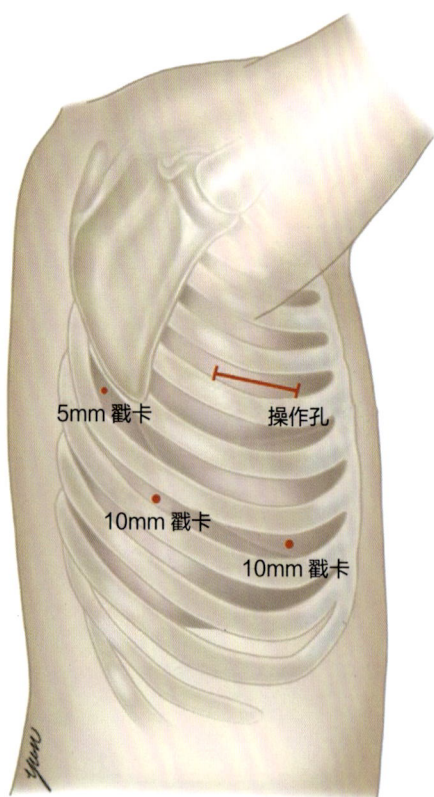

▲ 图 10-1　胸腔镜食管切除术中戳卡的位置和放置，患者为侧卧位。在第 4 肋间处做 1 个 4 cm 长的手术切口，在第 6 肋间和肩胛骨尖端处放置 1 个 5 mm 戳卡，在第 7 肋间或第 8 肋间处放置 2 个 10 mm 戳卡

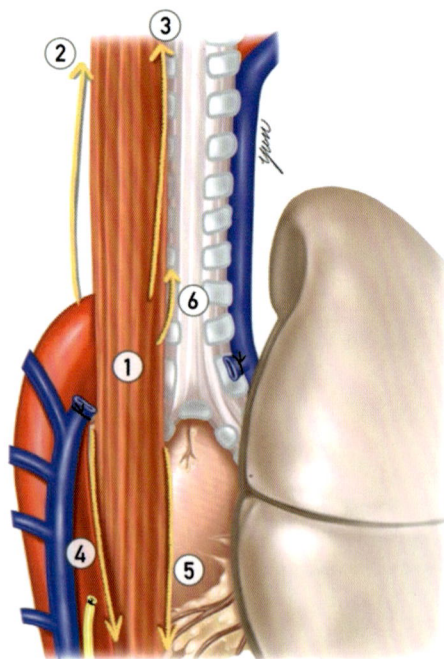

▲ 图 10-2　胸腔镜食管切除术的顺序
①奇静脉的切断；②食管上段背侧的游离；③右侧喉返神经淋巴结清扫；④食管下段背侧的游离；⑤隆突下淋巴结和食管腹侧淋巴结清扫；⑥左侧喉返神经淋巴结清扫

膜。在此水平处，寻找并保留右侧喉返神经，仔细清扫右侧喉返神经淋巴结。喉返神经位于右锁骨下动脉的尾端。仔细游离并切除神经周围的淋巴结至颈椎水平，以防止神经损伤（图 10-4B）。

为了防止热损伤，通常使用长的 Metzenbaum 剪刀锐性游离神经周围组织。之后将食管上段前部从气管上游离下来。

游离食管上段后，在膈肌旁进行椎体与食管之间的游离。胸导管附着于标本（食管）上被整体切除。在膈肌水平，用金属夹结扎胸导管以防止出现乳糜胸（图 10-5A）。游离食管下段，对于 cT_1 或 T_2 病变，保留对侧纵隔胸膜（左侧纵隔胸膜）（图 10-5B）。食管下段 T_3 病变的情况下，整体切除左侧纵隔胸膜。然后，开始清扫隆突下淋巴结。保留沿着右主支气管的迷走神经的肺分支，在右迷走神经肺分支的正下方切断迷走神经（图 10-6A）。随着肺分支向头侧回缩，游离出

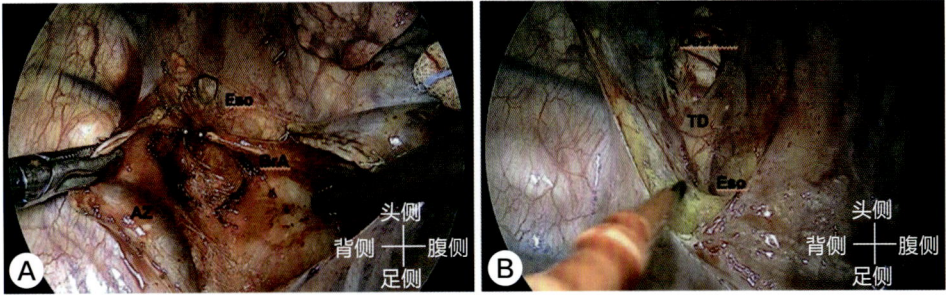

▲ 图 10-3　奇静脉的游离

A. 金属夹阻断奇静脉下方的右支气管动脉；B. 胸导管位于奇静脉与主动脉之间。AZ. 奇静脉；BrA. 右支气管动脉；Eso. 食管；TD. 胸导管；DesAor. 胸降主动脉

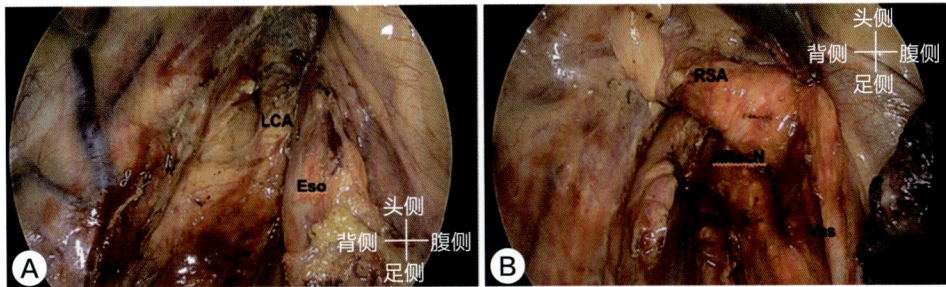

▲ 图 10-4　食管上段的游离

A. 食管上段背侧至胸廓入口的游离；B. 右侧喉返神经淋巴结清扫。Eso. 食管；LCA. 左颈动脉；RSA. 右锁骨下动脉；Vas. 迷走神经；RRecN. 右喉返神经

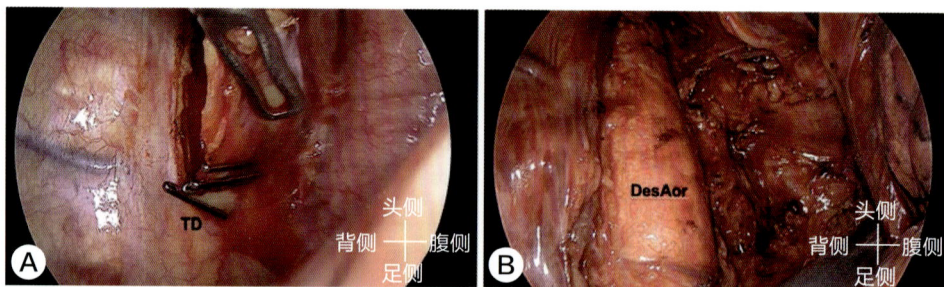

▲ 图 10-5　食管下段的游离

A. 膈肌水平的胸导管结扎；B. 游离食管下段及胸降主动脉。TD. 胸导管；DesAor. 胸降主动脉

整体附着于食管的隆突下淋巴结（图 10-6B）。

在这一环节，需要小心地进行清扫避免损伤左主支气管及下肺静脉。隆突下淋巴结清扫后，继续清扫至膈肌。

然后将食管向上提起，并在左侧食管周围进行游离以确定左侧喉返神经位置。通常游离从左主支气管上方开始，在这个位置很容易发现环绕主动脉弓的左侧喉返神经。显露左肺动脉，清扫主动脉弓和左主支气管之间的左支气管旁淋巴结（图 10-7A）。游离食管和气管之间的组织，由助手使用气管牵开器将气管向前牵拉。从主动脉弓至颈椎水平仔细清扫左侧喉返神经周围的软组织和淋巴结（图 10-7B）。这样就完成了食管游离和纵隔淋巴结清扫。

腹部手术采用上腹部正中线切口，探查到大网膜、胃短血管和小网膜，避免损伤胃网膜右和胃右血管。游离胃左动脉上方的脂肪组织，将动脉分开，清扫贲门旁、胃左和腹腔干淋巴结。然后，在颈部切口进行端端吻合。经后纵隔

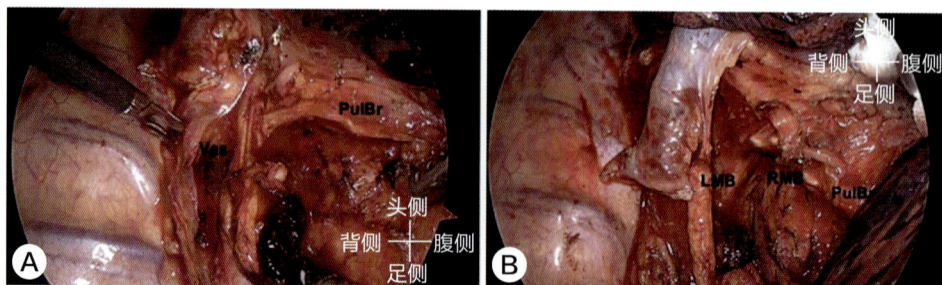

▲ 图 10-6　隆突下淋巴结的清扫

A. 在清扫隆突下淋巴结时保留迷走神经右肺分支；B. 整体清除与食管相连的隆突下淋巴结。Vas. 迷走神经；PulBr. 迷走神经右肺支；RMB. 右主支气管；LMB. 左主支气管

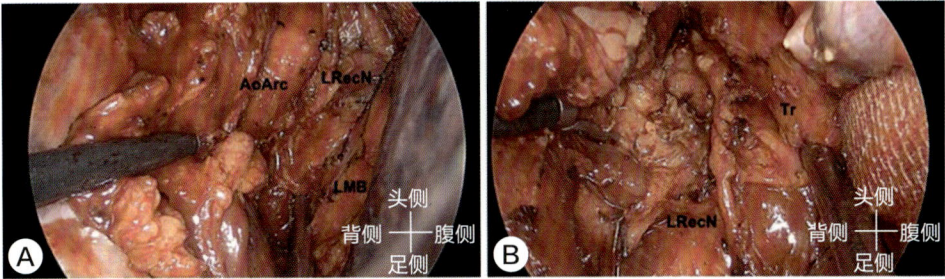

▲ 图 10-7　左侧喉返区的游离

A. 左支气管旁淋巴结的清扫；B. 左侧喉返神经淋巴结的清扫。AoArc. 主动脉弓；LMB. 左主支气管；LRecN. 左喉返神经；Tr. 气管

或胸骨后路径将胃向上拉至颈部。然后用手工缝合的手法将颈段食管和胃吻合。吻合也可以在胸腔入口进行，类似 Ivor-Lewis 手术；吻合术式将在其他章节中进行描述。

三、手术难点

左侧喉返神经淋巴结清扫时，气管必须轻轻牵拉。粗暴牵拉会导致严重后果，如气管损伤。此外，必须小心向上提起食管，避免牵拉损伤左侧喉返神经。左主支气管周围也必须仔细进行游离。左下肺静脉位于左主支气管末端，在游离时可能会损伤左下肺静脉。有术者认为，保留右侧支气管动脉对于预防肺部并发症很重要，但笔者的常规做法是切断右侧支气管动脉，以便更好地显露左侧喉返神经区域。切断右支气管动脉似乎并没有增加肺部并发症。

四、文献综述

尽管胸腔镜食管切除术越来越受欢迎，但该手术的科学证据尚不明确。表 10-1 总结了回顾性研究中胸腔镜食管切除术的短期和长期疗效。在许多研究中，胸腔镜食管切除术的手术时间比开放式食管切除术的手术时间更长 [2, 10-12]。然而，在出血量、住院时间和肺部并发症方面，有几篇论文报道了胸腔镜食管切除术的效果更好。Tapias 等 [13] 也报道了胸腔镜食管切除术即使在新辅助治疗后也安全可行。关于总生存率，几项回顾性研究显示，胸腔镜食管切除术患者的总生存率更高 [10, 14]，但由于可能存在混杂因素或选择性偏倚，必须谨慎解释

表 10-1 胸腔镜食管切除术和开放性食管切除术的短期疗效比较

作者（年）	病例数	手术时间 (min)	出血量 (ml)	死亡率 (%)	住院天数 (天)	肺部并发症 (%)	吻合口瘘 (%)	声带麻痹 (%)	淋巴结清扫数目	总生存率 (%)
Osugi 等 (2003)[11]	TE (77) vs. OE (72)	227 vs. 186[a]	284 vs. 310	0 vs. 0	—	15.6 vs. 19.4	1.3 vs. 2.8	14.3 vs.19.4	33.9 vs.32.8	55 vs. 57(5 年 OS)
Daiko 和 Nishimura (2012)[12]	TE (29) vs. OE (30)	322 vs. 335[a]	527 vs. 435	0 vs. 0	20 vs. 20	3 vs. 3	14 vs. 10	17 vs. 20	—	—
Miyasaka 等 (2013)[14]	TE (68) vs. OE (30)	483 vs. 508	364 vs. 975[a]	2.9 vs. 13.3	35.0 vs. 85.5[a]	32.4 vs. 43.3	7.4 vs. 16.7	25 vs. 30	37 vs. 41.5	61.5 vs. 26.7(5 年 OS)[a]
Hsu 等 (2014)[10]	TE (66) vs. OE (63)	511 vs. 461[a]	462 vs. 615	7.6 vs. 7.9	—	10.6 vs. 25.4[a]	27.3 vs. 30.3	—	28.3 vs.25.7	70.9 vs. 47.6[a]
Takeuchi 等 (2014)[2]	TE (1751)vs. OE (3603)	523 vs. 450[a]	466 vs. 618[a]	3 vs. 3.6	—	15.0 vs. 15.5	14.9 vs. 12.5a	—	—	—
Tapias 等 (2016)[13]	TE (56) vs. OE (74)	337.4 vs. 361.6	200 vs. 250[a]	0 vs. 2.7	7 vs. 9[a]	8.9 vs. 29.7[a]	0 vs. 1.4	0 vs. 4	20 vs 20	49.6 vs. 60.9

L.N. 喉神经；TE. 胸腔镜食管切除术；OE. 开放性食管切除术；OS. 总生存率

a. 具有统计学意义

这些结论。最近的一项 Meta 分析发现，胸腔镜食管切除术和常规开放式食管切除术的长期生存率相当[15]。然而，由于没有进行随机对照试验来比较胸腔镜食管切除术和开放式食管切除术患者的长期生存率，因此，胸腔镜食管切除术对肿瘤患者的益处尚未得到明确，特别是对食管鳞状细胞癌患者更是如此。

全国性研究和前瞻性研究报道了胸腔镜食管切除术的短期疗效数据（表 10-2）。有趣的是，胸腔镜食管切除术后肺部并发症的发生率似乎较低，但总体手术并发症在胸腔镜食管切除术后更为常见，如吻合口瘘[16]、腹腔内脓肿[16]、再介入[16, 17]、再手术[17, 18]和喉返神经麻痹等[18]。这些并发症在胸腔镜食管切除术中比在开放式食管切除术中更常见。然而，两种手术方法的手术死亡率相当。TIME 试验是一项比较胸腔镜食管切除术与开放式食管切除术的Ⅲ期随机对照试验，也报道了胸腔镜食管切除术组肺部感染的发生率明显低于开放式食管切除术组，其他并发症在两组之间相当[19]。总之，从以往的回顾性、全国性和前瞻性研究结果来看，胸腔镜食管切除术已被证明可以减少术后呼吸道并发症的发生，而其他并发症的发生率与之相当或略有增加。因此，日本食管协会发布的 2017 年食管癌实践指南并不强烈推荐胸腔镜食管切除术。

五、小结

胸腔镜食管切除术治疗食管癌可采用多种体位，如侧卧位或俯卧位等多种体位。每种入路各有优缺点，术者可以根据自己的习惯选择合适的入路。侧卧位胸腔镜食管切除术提供了与传统开胸术相似的熟悉解剖视野。除了减少肺部并发症外，胸腔镜食管切除术的益处（包括肿瘤预后）尚未得到科学证实。

表 10-2 胸腔镜食管切除术和开放性食管切除术全国性或前瞻性数据中的短期疗效比较

作者（年）	国家	研究设计	年份	病例数（OE vs. TE）	呼吸并发症（OE vs. TE）	手术并发症（OE vs. TE）	30 天死亡率（OE vs. TE）
Biere 等（2012）[19]	欧洲	随机对照试验	2005—2008	56 vs. 59	29% vs. 9%，P=0.008	除肺部并发症外相当	0% vs. 2%，P = 0.580
Seesing 等（2017）[16]	荷兰	国家数据（倾向性评分匹配）	2011—2015	433 vs. 433	34.2% vs. 35.8%，P = 0.669	TE 组有更多的吻合口瘘、腹腔内脓肿、再介入	3% vs. 4.9%，P = 0.209
Mamidanna 等（2012）[17]	英国	国家数据（以人群为基础的研究）	2005—2010	6347 vs. 1155	相当	TE 组有更多的再手术和再干预	4.8% vs. 4.2%，P = 0.605
Takeuchi 等（2017）[18]	日本	国家数据	2011—2012	3515 vs. 3515	5.1% vs. 3.6%，P=0.002	TE 组有更多的再手术（5.3% vs.5.7%）和喉返神经瘫痪（8.1% vs.10.3%）	0.9% vs. 1.1%

OE. 开放性食管切除术；TE. 胸腔镜食管切除术

参考文献

［1］ Booka E, Takeuchi H, Nishi T, et al. The impact of postoperative complications on survivals after esophagectomy for esophageal cancer. Medicine (Baltimore). 2015;94:e1369.

［2］ Takeuchi H, Miyata H, Gotoh M, et al. A risk model for esophagectomy using data of 5354 patients included in a Japanese nationwide web-based database. Ann Surg. 2014;260:259–66.

［3］ Cuschieri A, Shimi S, Banting S. Endoscopic oesophagectomy through a right thoracoscopic approach. J R Coll Surg Edinb. 1992;37:7–11.

［4］ DePaula AL, Hashiba K, Ferreira EA, de Paula RA, Grecco E. Laparoscopic transhiatal esophagectomy with esophagogastroplasty. Surg Laparosc Endosc. 1995;5:1–5.

［5］ Luketich JD, Alvelo-Rivera M, Buenaventura PO, et al. Minimally invasive esophagectomy: outcomes in 222 patients. Ann Surg. 2003;238:486–94.

［6］ Palanivelu C, Prakash A, Senthilkumar R, ct al. Minimally invasive esophagectomy: thoracoscopic mobilization of the esophagus and mediastinal lymphadenectomy in prone position: experience of 130 patients. J Am Coll Surg. 2006;203:7–16.

［7］ Seesing MF, Goense L, Ruurda JP, Luyer MD, Nieuwenhuijzen GA, van Hillegersberg R. Minimally invasive esophagectomy: a propensity score-matched analysis of semiprone versus prone position. Surg Endosc. 2018;32:2758–65.

［8］ Orringer MB, Sloan H. Esophagectomy without thoracotomy. J Thorac Cardiovasc Surg. 1978;76:643–54.

［9］ Mori K, Yamagata Y, Aikou S, et al. Short-term outcomes of robotic radical esophagectomy for esophageal cancer by a nontransthoracic approach compared with conventional transthoracic surgery. Dis Esophagus. 2016;29:429–34.

［10］ Hsu PK, Huang CS, Wu YC, Chou TY, Hsu WH. Open versus thoracoscopic esophagectomy in patients with esophageal squamous cell carcinoma. World J Surg. 2014;38:402–9.

［11］ Osugi H, Takemura M, Higashino M, Takada N, Lee S, Kinoshita H. A comparison of video-assisted thoracoscopic oesophagectomy and radical lymph node dissection for squamous cell cancer of the oesophagus with open operation. Br J Surg. 2003;90:108–13.

［12］ Daiko H, Nishimura M. A pilot study of the technical and oncologic feasibility of thoracoscopic esophagectomy with extended lymph node dissection in the prone position for clinical stage I thoracic esophageal carcinoma. Surg Endosc. 2012;26:673–80.

［13］ Tapias LF, Mathisen DJ, Wright CD, et al. Outcomes with open and minimally invasive Ivor Lewis esophagectomy after neoadjuvant therapy. Ann Thorac Surg. 2016;101:1097–103.

［14］ Miyasaka D, Okushiba S, Sasaki T, et al. Clinical evaluation of the feasibility of minimally invasive surgery in esophageal cancer. Asian J Endosc Surg. 2013;6:26–32.

［15］ Takeuchi H, Kawakubo H, Kitagawa Y. Current status of minimally invasive esophagectomy for patients with esophageal cancer. Gen Thorac Cardiovasc Surg. 2013;61:513–21.

［16］ Seesing MF, Gisbertz SS, Goense L, et al. A propensity score matched analysis of open versus minimally invasive transthoracic esophagectomy in the Netherlands. Ann Surg. 2017;266:839–46.

［17］ Mamidanna R, Bottle A, Aylin P, Faiz O, Hanna GB. Short-term outcomes following open versus minimally invasive esophagectomy for cancer in England: a population-based national study. Ann Surg. 2012;255:197–203.

［18］ Takeuchi H, Miyata H, Ozawa S, et al. Comparison of short-term outcomes between open and minimally invasive esophagectomy for esophageal cancer using a nationwide database in Japan. Ann Surg Oncol. 2017;24:1821–7.

［19］ Biere SS, van Berge Henegouwen MI, Maas KW, et al. Minimally invasive versus open oesophagectomy for patients with oesophageal cancer: a multicentre, open-label, randomised controlled trial. Lancet. 2012;379:1887–92.

第 11 章 电视辅助胸腔镜手术胸内吻合技术：体外吻合技术

Video-Assisted Thoracoscopic Surgery Intrathoracic Anastomosis Technique – The Extracorporeal Anastomosis Technique

Yong Won Seong 著

摘 要：电视辅助胸腔镜（video-assisted thoracoscopic surgery，VATS）下胸腔内食管胃吻合术的体外吻合技术是一种简便易行的 VATS 食管切除术技术。术者可以评估胃的血供和状态，在直视下，于体外可以很容易地完成圆形吻合器的置入，这使食管和胃之间的 VATS 胸内吻合变得简单易行。

关键词：食管肿瘤；微创手术；吻合术；电视辅助胸腔镜手术

自 Cuschieri 等 [1] 首次报道了 5 例微创食管切除术（minimally invasive esophagectomy，MIE）以来，20 年来 MIE 已成为一种常规的和被广泛接受的治疗食管恶性肿瘤的方法。有报道称，大型医疗中心实施 MIE，其发病率、死亡率和其他肿瘤预后的临床效果与开放式食管切除术相似，且因其微创入路而具有明显的优势 [2]。

尽管 MIE 在技术上要求很高，而且对术者来说有一定的学习曲线，但它仍然是一种很好的食管切除术式。微创入路的优点包括减轻术后疼痛和减少出血，降低肺部并发症发生率，缩短住院时间 [3-5]。MIE 技术从最初使用的联合入路（胸腔镜联合开腹或腹腔镜联合胸腔镜）发展到目前使用的全微创入路（胸腔镜联合腹腔镜，完全机器人），已经得到了显著的发展和进步。食管胃吻合术可在颈部或胸内进行。据报道，颈吻合术有较高的吻合口瘘、狭窄、喉返神经损伤和吞咽功能障碍的风险，但由于瘘而造成的严重并发症较少[6-8]。相比之下，有报道显示，胸内吻合在发生吻合口瘘时，会产生更多的不良后果[9]。在进行三切口 MIE McKeown 手术时，每位术者都能在直视下评估胃的血供情况。然而，当进行 MIE Ivor-Lewis 手术时，对胃进行肉眼评估是非常困难的，这就要依赖胸腔镜的成像质量了。因此，一些报道描述了通过使用吲哚菁绿等荧光染料评估胃活力的方法[10-12]。然而，这些通过使用新型成像系统来评估管状胃活力的新技术并不适用于相对小的医疗中心，这种差异可能解释了为什么大型医疗中心会报告出的临床效果更佳。我们想介绍一种结合 MIE Ivor-Lewis 技术（胸腔镜联合开腹）和电视辅助胸腔镜手术（VATS）体外胸内食管胃吻合术的手术技术，该技术易于操作，使术者能够在直视下评估管状胃的活力。

一、术前检查与计划

术前准备与开放性食管切除术并无差别。首先进行食管胃十二指肠镜检查，以确认肿瘤的精确位置、近端和远端边缘、Barrett 食管是否存在以及胃的状态。然后进行胸腹计算机断层扫描（CT）、超声内镜检查、正电子发射 – 计算机断层扫描（PET-CT）、肺功能检查和心脏功能评估。接受过新辅助治疗（化疗或放化疗）的晚期患者也要做好同样准备。接受 McKeown 手术的食管上段癌患者不适合这项技术。为尽量减少术后肺部并发症，每位患者都必须戒烟 2 周或以上。术前 5 天停用阿司匹林或氯吡格雷等抗血小板药物。

二、手术

（一）麻醉

所有麻醉过程均由实施超过 100 例食管切除术的麻醉医师执行或指导。对于所有患者，气管插管进行单肺通气时使用左侧双腔气管内插管（Shiley 气管插管；Medtronic, Minneapolis, MN, USA）。双腔管的直径根据术前计算机断层扫描患者左主支气管的内径确定。通过脉搏血氧仪、心电图、有创和无创动脉血压测量对患者进行监测。不强制要求留置中心静脉导管，大多只有肿瘤晚期患者或接受过新辅助放化疗的患者需留置。术前留置鼻胃管。

（二）腹部环节：胃的游离

患者取仰卧位，手臂外展与否均可。术者在患者的右侧进行手术。

先做腹部标识，从剑突下方至脐处做一个正中线剖腹切口。通过探查和触诊肝脏、腹膜和大网膜进行分期，排除肿瘤转移。使用带有 OmniFlex 牵开器的大型切口保护套（Gadelius Medical K. K., Tokyo, Japan），提供良好的手术视野（图 11-1）。

在找到胃结肠大网膜后，在大网膜处开一个口进入胃网膜囊。游离胃网膜动脉的大网膜分支。探查和触诊可以清楚地识别胃网膜右动脉弓，在此过程中必须对其加以保护。

沿着胃大弯继续游离，直到胃网膜右动脉弓结束，然后使用能量器械切断胃短血管：超声刀（Harmonic HD 1000i；Ethicon, Raritan, NJ, USA）或双极设备（LigaSure；Medtronic）。在用这些能量器械切断胃短血管时，断端靠近胃有助于减少游离后的意外出血。切断胃短血管后游离胃后附着物。

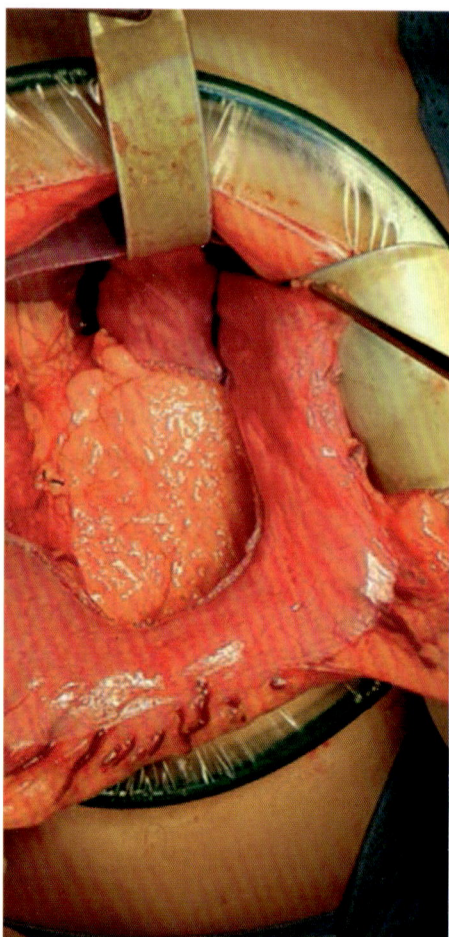

▲ 图 11-1 正中线剖腹切口和胃的手术视图
注意，最上 4cm 的基底是完整的，没有完全分开

幽门窦区的游离必须细致，因为任何对胃网膜右动脉近端的损伤都可能导致严重的后果。有时采用部分或完全 Kocher 操作法。

打开肝胃韧带。三角切除肝胃韧带为清扫淋巴结（lymph node，LN）和脂肪组织提供了足够的空间，包括腹腔干淋巴结，胃左动脉旁淋巴结，脾动脉和胰腺上缘的淋巴结。在淋巴结清扫后胃左动脉和静脉可以很容易地被识别和游离。使用血管夹（Teleflex, Morrisville, NC, USA）进行近端双结扎或双夹后切断胃左动脉和静脉。

游离腹部远端的食管。将远端食管前、后、双侧游离，使之可自由移动。游离食管裂孔肌脚有助于随后胃的上提。三指宽的宽度对于大部分胃的上提是足够的。此时，食管远端、胃底、胃窦可以完全自由活动。

（三）腹部环节：管状胃的建立

在鼻口处将 Levin 胃管拔至 20cm。管状胃需在幽门引流术（幽门肌切开术 / 幽门成形术）和喂食性空肠造口术之前进行，这为评估管状胃活力提供时间。

术者和第一助手的双手把胃很好地拉伸，然后用腔镜紫色切割吻合器（Endo GIA 60 mm Reload with Tri-stape Technology；Medtronic）或腔镜绿色切割吻合器（Ethicon+Stapler with GST Reloads；Ethicon）在胃窦上进行第一次切割。当使用 Ethicon 切割吻合器时，我们要在切割前将钳口固定 15s，以更好地压缩组织和成钉。向底部进行切割，切口与胃大弯平行，使管状胃保持 4～5cm 的宽度。预留 4cm 的基底部用作为 EEA 圆形缝合器（美敦力）的体外通道。该部位最终需要在胸部环节进行胸内吻合，因此需用手术标记笔前后标记该区域（图 11-1）。

根据术者的习惯，可以沿着钉仓切缘进行加强缝合。我们倾向于至少在缝合器的每个连接处进行加强缝合。

（四）腹部环节：幽门引流术和空肠造口术

任何幽门引流手术包括幽门肌切开术、幽门成形术或注射肉毒杆菌毒素等都可以根据外科医生的习惯进行。我们通常进行幽门切开术，电灼功率为 5～10 瓦特。幽门肌的最内层是通过用蚊式钳小心地去除肌纤维来进行游离的，而非通过电灼来游离。

根据术者的习惯，也可以进行喂食性空肠造口管置入。我们通常采用 Witzel 方式进行喂食性空肠造口管置管。

剖腹手术伤口缝合需逐层进行。我们通常不会放置任何腹腔内引流管，如 Jackson-Pratt 引流管。

（五）胸腔镜环节（VATS 环节）：定位和切口位置

在胸腔镜探查环节，患者被重新置于左侧卧位。双腔管的位置由麻醉师重新确认。术者站在患者的右边，而助手站在患者的左边。

在这个环节，需有 4 个手术切口。右肩胛骨和手术切口的位置如图 11-2A 所示。在腋前线第 5 肋水平，使用骨膜牵拉器和肋骨切割器将第 5 肋骨切除 4cm（图 11-2B）。使用咬骨钳使肋骨的锋利切缘变钝。在第 7 肋间，沿着腋下线，做一个 14mm 的切口，放置 12mm 的戳卡。在肩胛尖前方的第 6 肋间上做一个 7mm 的切口，放置 5mm 的戳卡。最后，腋前线第 3 肋间切开 12mm 的切口，放置 10mm 的戳卡作为辅助口。完成的手术切口如图 11-2C 所示。

（六）胸腔镜环节（VATS 环节）: 食管切除和淋巴结清扫

沿着食管的走行垂直打开纵隔胸膜。胸腔镜下使用腔镜切割缝合器切断奇静脉。用 3-0 丝线将切断的奇静脉残端缝合到后纵隔胸膜上，然后用 5mm 的 Weck Hem-o-Lok 夹住缝合线，提供更好的食管手术视野。该缝合线随后在缝合切口前会被去除。

使用能量器械进行食管切除术。而是否切除整个食管系膜，包括胸导管，取决于术者的习惯。我们通常保持胸导管完好无损。在完成食管切除术后，进

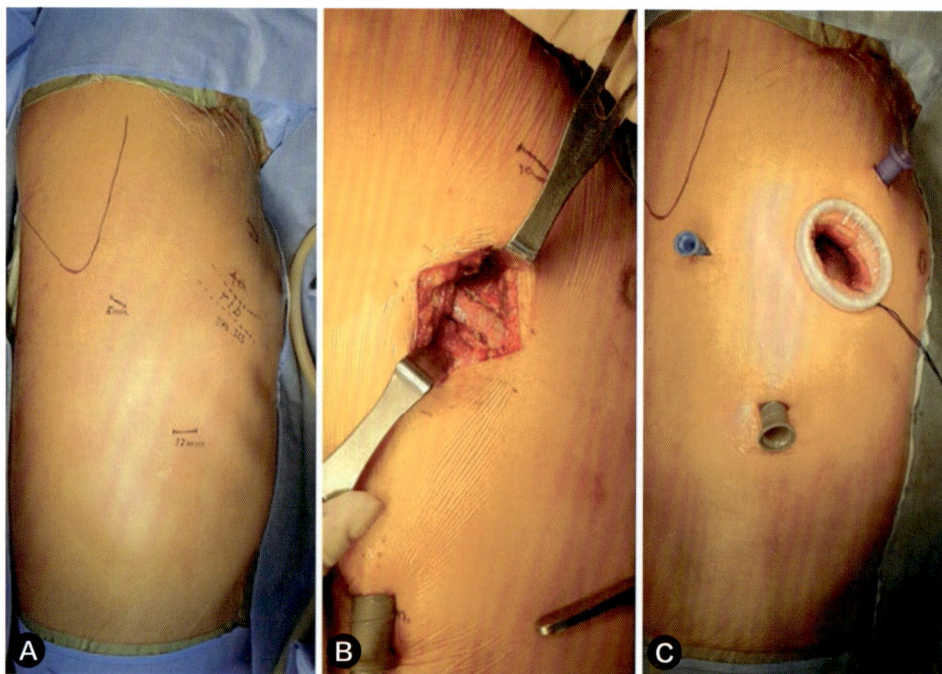

▲ 图 11-2　A. 用记号笔标出要手术切口位置；B. 第 5 肋骨切除 4cm，以便进行体外手术；C. 手术切口完成后

行完全的二野淋巴结清扫。完全切除双侧食管旁、双侧喉返神经旁、隆突下、肺门和主肺动脉窗淋巴结。

（七）胸腔镜环节（VATS 环节）：体外圆形吻合器导入

使用 2-0 聚酯缝合线在奇静脉上方水平进行食管胸上段荷包缝合（Ethibond EXCEL；Ethicon）。然后在荷包缝合线下方 5～10mm 处行垂直食管切口。将 28mm 或 25mm 圆形吻合器（EEA 圆形缝合器；Medtronic）的钉砧垂直插入食管切口。然后将钉砧通过荷包缝合处置入胸上段食管中。当向上引入砧时，保持砧垂直同时向上推砧，使我们能够更容易地使砧通过荷包缝合（图 11-3）。在钉砧通过荷包缝合后，旋转钉砧，然后将缝合线绑紧。

将食管近端在先前捆扎的荷包线正下方分开，然后通过操作口取出到体外，并用 2-0 丝线结扎紧。

胸腔镜下将胃拉入胸腔，然后通过操作口将其取出体外。在这个阶段，术者可以在直视下评估管状胃的活性。术者可以找到之前在腹部阶段标记的线。在完成 EEA 吻合后，这条线稍后将成为最终吻合线。EEA 吻合器穿刺部位如图 11-4A 中的黄箭所示。我们在该穿刺部位和直线切割吻合器钉仓线之间保持至少 4cm 的距离，以最大限度地增加圆形缝合部位周围的黏膜下血流，防止吻合口瘘（图 11-4A）。在残端底部的钉仓线旁边进行 4cm 的胃切口。用吸引器吸出胃和食管的血液和内容物，然后用 2-0 丝线固定基底部的两侧（图 11-4B）。

通过胃切口置入 EEA 缝合器，然后刺穿胃底（图 11-5A）。通过操作口，

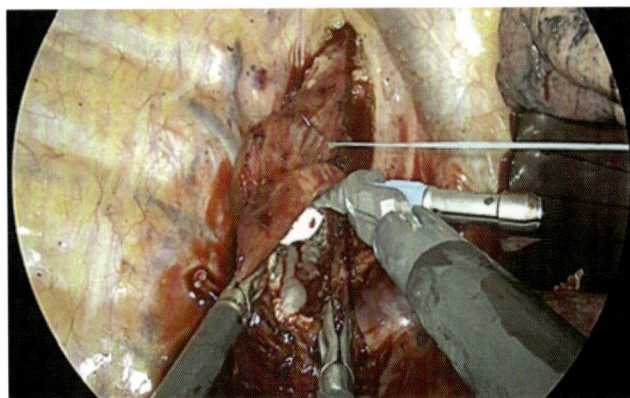

◀ 图 11-3　胸腔内钉砧置入
轻轻地垂直向上引入钉砧，不要在荷包缝合线下方旋转，这样钉砧更容易通过荷包缝合线

可以轻松顺利地将刺穿的胃和 EEA 重新引入胸腔。先前第 5 肋骨的节段性切除为这些体外手术提供了足够的空间。轻轻地拉动先前放置的 2 个丝线以保持 EEA 在导管内的适当位置是很重要的（图 11-5B）。

（八）胸腔镜环节（VATS 环节）：胸内吻合

随着管状胃重新置入胸腔，VATS 镜头提供了先前放置的钉砧和插入 EEA 的管状胃绝佳视野（图 11-6A）。一旦 EEA 头尖端进入钉砧内，颈椎和胸廓入口就会成为支撑壁。因此，EEA 主体与钉砧之间可以很容易地对接（图 11-6B）。吻合完成后，轻轻取出 EEA 和钉砧，移除钉砧处食管环形边缘并检查横截面的完整性，之后送冷冻病理切片。

术者可以在 EEA 进入的胃切口部位置入胸腔镜检查吻合的完整性，但这不是常规操作。管状胃上先前标记的直线，是用于指导吻合器吻合的。

鼻胃 Levin 管被重新插入并固定在鼻腔 45cm 处。这通常是鼻胃管尖端的适当位置，即幽门上方。在最后的吻合口上进行用缝合线（3-0 丝缝合线）进行间

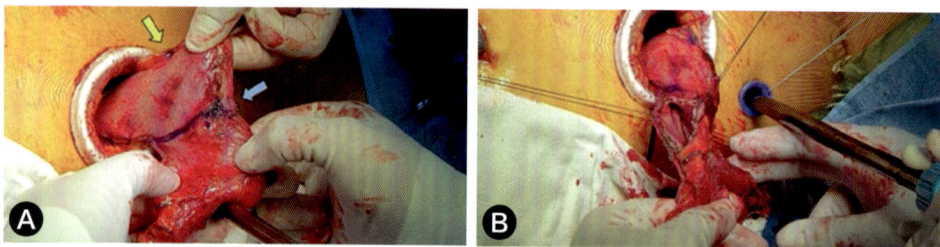

▲ 图 11-4　通过切口提出胃，随后对胃进行体外评估（A），用切割吻合器进行胃切除（B），插入 EEA 吻合器（Medtronic, Minneapolis, MN, USA）。注意图 A 中黄箭和蓝箭之间的 4cm 距离。保持圆形吻合器钉仓线和直线切割吻合器钉仓线之间的距离，防止吻合部位缺血和瘘的形成

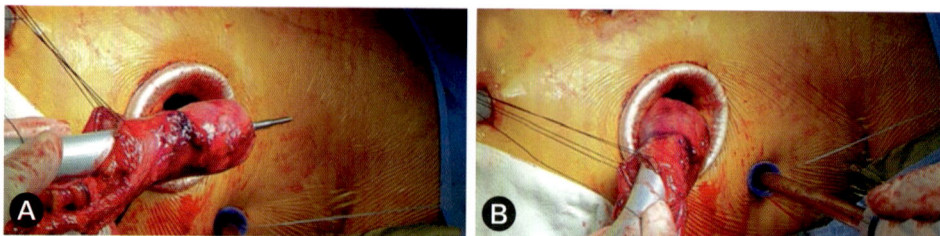

▲ 图 11-5　通过胃切口将 EEA 吻合器（Medtronic, Minneapolis, MN, USA）从体外插入（A），然后通过操作口重新插入（B）。由于先前已节段性切除第 5 肋骨，该手术可以轻松进行，没有任何通过困难

断缝合。

用 3-0 丝线间断缝合上纵隔胸膜（图 11-7）。我们认为这一操作非常重要，由于胸膜的闭合（特别是在吻合口周围）提供了对活组织的保护，即使术后出现瘘，也可以通过腔内真空辅助治疗，闭合的纵隔胸膜可作为活的皮瓣层。释放先前固定的奇静脉残端。

充分调节奇静脉下的管状胃；多余的部分放回腹腔。当管状胃位置确定后，用 3 段或 4 段 3-0 丝线将管状胃间断缝合在后纵隔胸膜上。

用温热的蒸馏水冲洗胸腔。插入单根 28F 直的软胸管，并逐层缝合手术切口。患者拔管后转入重症监护室。

三、讨论

（一）侧卧位与俯卧位

Luketich 等[13] 报道了一系列共 222 例患者行全胸腔镜联合腹腔镜（thoracoscopy

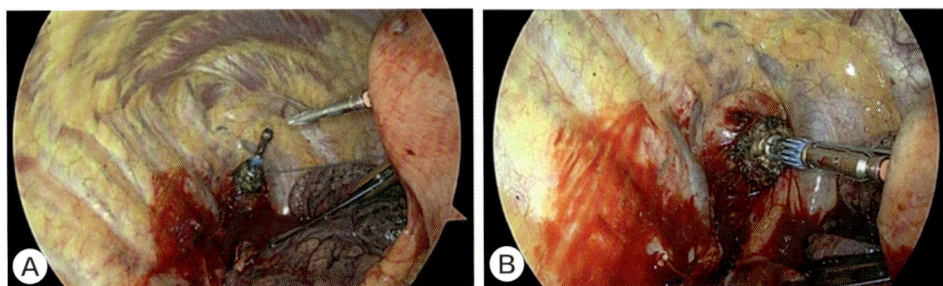

▲ 图 11-6　**A.** 电视胸腔镜手术胸内吻合；**B.** 以颈椎和胸廓入口作为支撑平面，可以很容易地完成 **EEA** 吻合器（**Medtronic, Minneapolis, MN, USA**）的钉砧与主体之间的对接

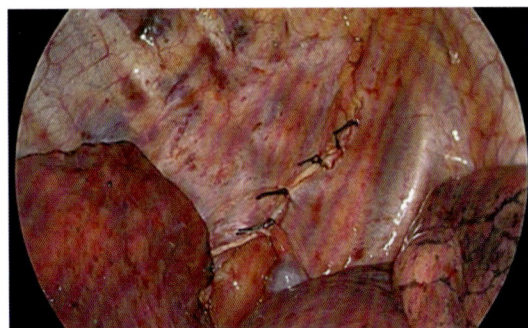

◀ 图 11-7　在奇静脉水平上方的纵隔胸膜上使用多根 3-0 丝线进行间断缝合包埋。上方胸膜的闭合是一个简单的过程，只需要几分钟，周围组织可作为吻合部位可行的屏障

combined with laparoscopy，MIE）的研究，低死亡率（1.4%）和肺部并发症（7.7%）的临床结果令人印象深刻。在该系列研究中，所有病例均采用侧卧位，这一时期的大多数 MIE 手术均采用侧卧位 [13]。

然而，由于侧卧需要完全肺萎陷，易于引起严重的肺部并发症，因此存在肺部并发症的担忧。Palanivelu 等 [14] 报道了大量胸腔镜下俯卧位食管游离术，临床效果极佳，死亡率和肺部并发症分别为 1.54% 和 1.54%。Markar 等 [15] 的系统评价和汇总分析显示，俯卧位 MIE 优于侧卧位，肺部并发症减少，预估失血量更低，淋巴结清扫更彻底。然而，当患者处于俯卧位时，紧急中转为外侧开胸手术是非常困难的。因此，许多术者报道采用了改良的半俯卧位 [16]。在我们的操作中，我们将患者置于侧卧位进行手术，但我们从不抓取或夹住肺进行牵引。我们只使用内镜下的肺牵开器或内镜下的器械对肺进行轻柔的推动。

（二）手工吻合、侧对侧线性吻合与端到端圆形吻合

在开放性食管切除术的时代，缝合吻合术由于效果良好成为许多术者的首选 [17]。多篇报道显示使用机器人在关节机械臂和三维成像系统的帮助下进行手工缝合 MIE 取得良好临床疗效 [18]。然而，由于无关节的器械在技术上存在困难，微创手工缝合吻合术的报道并不多 [19, 20]。

直线吻合器技术是食管和胃管之间的侧对侧吻合，有报道称其在功能上有优势，因吻合口直径较大，便于腔内内容物通过，降低吻合部位的环形压力。这些因素可能是吻合口瘘和狭窄发生率低的原因 [21–23]。自 Fain 等 [24] 于 1975 年报道了圆形吻合器在结直肠癌手术中的首次使用以来，该设备和技术不断发展。由于这项技术是历史最悠久、最知名、发展最好的技术，也成为更标准化的，相对容易学习的技术。然而，仍然有许多技术上的要点，对于初学者来说，学习曲线是陡峭的。例如，如果近端食管完全分开，在胸腔镜下插入 EEA 砧是非常困难的。荷包缝合线下方的垂直食管切口和 EEA 钉砧的向上垂直入口是一种几乎总是可以插入 28 mm 钉砧的技术。在对接 EEA 之前，将钉砧捆扎的食管残端尺寸最小化也是非常重要的。如果捆扎的食管残端较大，在对接时，它可能会被挤出吻合线之间之外，从而造成部分区域吻合不完全。

（三）体外吻合与体内吻合

体外吻合在普外科领域是一个众所周知的常规技术。例如，行右半结肠切

除术及腹腔镜辅助右半结肠切除术进行体外吻合是大多数国家的标准技术。目前腹腔镜体外吻合的标准程序包括操作口的适当定位、结肠游离和肠系膜牵引，以便上提回肠和升结肠。这可能导致手术创伤，进而引起术后并发症，如长时间肠梗阻、肺功能相关的疼痛、伤口感染相关住院时间延长等[25-27]。此外，腹腔镜辅助右半结肠切除术的体外吻合技术要求切口的位置在上腹部 / 中腹部，与位于下腹部的切口相比，术后疼痛增加[27]。Van Oostendorp 等[28]Meta 分析报道，体内吻合术的并发症的发生率较低，住院时间较短，这表明它比体外吻合术能更快地恢复。

据报道，虽然右半结肠切除术的体外吻合相比体内吻合存在局限性，但是食管切除术 VATS 胸内吻合的体外吻合术是不同的。其操作口的位置与常规 VATS 体内吻合技术并无不同。不需要额外游离胃或 Kocher 法来上提胃。术者可以在直视和触诊下准确评估残端胃的活性，并且 EEA 的插入和最终残端胃设计也可以在体外准确地规划。Kim 等[29] 报道了 66 例食管癌患者行 VATS Ivor-Lewis 术式进行体外吻合。结果表明临床疗效良好，没有任何吻合口瘘或狭窄。

四、小结

利用 VATS 胸内食管胃吻合的体外吻合术是一种方便、简单的技术，且它不需要机器人系统、关节式器械及任何其他新型的器械。因此，这项技术可以被刚开展 MIE 手术的术者学习和采用。

参考文献

[1] Cuschieri A, Shimi S, Banting S. Endoscopic oesophagectomy through a right thoracoscopic approach. J R Coll Surg Edinb. 1992;37:7–11.

[2] Levy RM, Trivedi D, Luketich JD. Minimally invasive esophagectomy. Surg Clin N Am. 2012;92:1265–85.

[3] Xiong WL, Li R, Lei HK, Jiang ZY. Comparison of outcomes between minimally invasive oesophagectomy and open oesophagectomy for oesophageal cancer. ANZ J Surg. 2017;87:165–70.

[4] Nagpal K, Ahmed K, Vats A, et al. Is minimally invasive surgery beneficial in the management of esophageal cancer? A meta-analysis. Surg Endosc. 2010;24:1621–9.

[5] Verhage RJ, Hazebroek EJ, Boone J, van Hillegersberg R. Minimally invasive surgery compared to open procedures in esophagectomy for cancer: a systematic review of the literature. Minerva Chir. 2009;64:135–46.

[6] Martin RE, Letsos P, Taves DH, Inculet RI, Johnston H, Preiksaitis HG. Oropharyngeal dysphagia in

esophageal cancer before and after transhiatal esophagectomy. Dysphagia. 2001;16:23–31.

［7］ Hulscher JB, Tijssen JG, Obertop H, van Lanschot JJ. Transthoracic versus transhiatal resection for carcinoma of the esophagus: a meta-analysis. Ann Thorac Surg. 2001;72:306–13.

［8］ Easterling CS, Bousamra M 2nd, Lang IM, et al. Pharyngeal dysphagia in postesophagectomy patients: correlation with deglutitive biomechanics. Ann Thorac Surg. 2000;69:989–92.

［9］ Hulscher JB, van Sandick JW, de Boer AG, et al. Extended transthoracic resection compared with limited transhiatal resection for adenocarcinoma of the esophagus. N Engl J Med. 2002;347:1662–9.

［10］ Luo RJ, Zhu ZY, He ZF, Xu Y, Wang YZ, Chen P. Efficacy of indocyanine green fluorescence angiography in preventing anastomotic leakage after McKeown minimally invasive esophagectomy. Front Oncol. 2021;10:619822.

［11］ Ladak F, Dang JT, Switzer N, et al. Indocyanine green for the prevention of anastomotic leaks following esophagectomy: a meta-analysis. Surg Endosc. 2019;33:384–94.

［12］ Schlottmann F, Patti MG. Evaluation of gastric conduit perfusion during esophagectomy with indocyanine green fluorescence imaging. J Laparoendosc Adv Surg Tech A. 2017;27:1305–8.

［13］ Luketich JD, Alvelo-Rivera M, Buenaventura PO, et al. Minimally invasive esophagectomy: outcomes in 222 patients. Ann Surg. 2003;238:486–95.

［14］ Palanivelu C, Prakash A, Senthilkumar R, et al. Minimally invasive esophagectomy: thoracoscopic mobilization of the esophagus and mediastinal lymphadenectomy in prone position: experience of 130 patients. J Am Coll Surg. 2006;203:7–16.

［15］ Markar SR, Wiggins T, Antonowicz S, Zacharakis E, Hanna GB. Minimally invasive esophagectomy: lateral decubitus vs. prone positioning; systematic review and pooled analysis. Surg Oncol. 2015;24:212–9.

［16］ Seesing MF, Goense L, Ruurda JP, Luyer MD, Nieuwenhuijzen GA, van Hillegersberg R. Minimally invasive esophagectomy: a propensity score-matched analysis of semiprone versus prone position. Surg Endosc. 2018;32:2758–65.

［17］ Cerfolio RJ, Bryant AS, Canon CL, Dhawan R, Eloubeidi MA. Is botulinum toxin injection of the pylorus during Ivor Lewis [corrected] esophagogas11-trectomy the optimal drainage strategy? J Thorac Cardiovasc Surg. 2009;137:565–72.

［18］ Plat VD, Stam WT, Schoonmade LJ, Heineman DJ, van der Peet DL, Daams F. Implementation of robot-assisted Ivor Lewis procedure: robotic hand-sewn, linear or circular technique? Am J Surg. 2020;220:62–8.

［19］ Cadiere GB, Dapri G, Himpens J, Fodderie L, Rajan A. Ivor Lewis esophagectomy with manual esogastric anastomosis by thoracoscopy in prone position and laparoscopy. Surg Endosc. 2010;24:1482–5.

［20］ Watson DI, Davies N, Jamieson GG. Totally endoscopic Ivor Lewis esophagectomy. Surg Endosc. 1999;13:293–7.

［21］ Yanni F, Singh P, Tewari N, et al. Comparison of outcomes with semi-mechanical and circular stapled intrathoracic esophagogastric anastomosis following esophagectomy. World J Surg. 2019;43:2483–9.

［22］ Ben-David K, Tuttle R, Kukar M, Rossidis G, Hochwald SN. Minimally invasive esophagectomy utilizing a stapled side-to-side anastomosis is safe in the western patient population. Ann Surg Oncol. 2016;23:3056–62.

［23］ Deng XF, Liu QX, Zhou D, Min JX, Dai JG. Hand-sewn vs linearly stapled esophagogastric anastomosis for esophageal cancer: a meta-analysis. World J Gastroenterol. 2015;21:4757–64.

［24］ Fain SN, Patin CS, Morgenstern L. Use of a mechanical suturing apparatus in low colorectal anastomosis. Arch Surg. 1975;110:1079–82.

［25］ Van Leersum NJ, Snijders HS, Henneman D, et al. The Dutch surgical colorectal audit. Eur J Surg Oncol. 2013;39:1063–70.

［26］ Kennedy RH, Francis EA, Wharton R, et al. Multicenter randomized controlled trial of conventional versus laparoscopic surgery for colorectal cancer within an enhanced recovery programme: EnROL. J Clin Oncol. 2014;32:1804–11.

［27］ Vlug MS, Wind J, Hollmann MW, et al. Laparoscopy in combination with fast track multimodal management is the best perioperative strategy in patients undergoing colonic surgery: a randomized clinical trial (LAFA-study). Ann Surg. 2011;254:868–75.

[28] Van Oostendorp S, Elfrink A, Borstlap W, et al. Intracorporeal versus extracorporeal anastomosis in right hemicolectomy: a systematic review and meta-analysis. Surg Endosc. 2017;31:64–77.

[29] Kim K, Park JS, Seo H. Early outcomes of video-assisted thoracic surgery (VATS) Ivor Lewis operation for esophageal squamous cell carcinoma: the extracorporeal anastomosis technique. Surg Laparosc Endosc Percutan Tech. 2013;23:303–8.

第 12 章　机器人辅助胸腔镜食管切除术联合全纵隔淋巴结清扫术：运用系膜平面解剖概念的系统方法指南

Robot-Assisted Thoracoscopic Esophagectomy with Total Mediastinal Lymphadenectomy: A Guide to a Systematic Approach Using the Concept of Fascial Plane Dissection

Byung Jo Park　Dae Joon Kim　著

摘　要：最近的病例系列报道和 Meta 分析表明，机器人辅助微创食管切除术（robot-assisted minimally invasive esophagectomy，RAMIE）可能是电视辅助胸腔镜食管切除术的有效替代方案。RAMIE 的优点是三维视图、7 个自由度和震颤过滤，可以进行更细致的淋巴结清扫，并发症发生率更低。然而，在根治性食管切除术中，了解筋膜和间隙的概念对于成功可靠的清扫至关重要。我们的团队于 2006 年 7 月在韩国进行了第一例 RAMIE 手术，从那时起，我们开展了相关技术，以获得更好的短期和长期疗效。食管鳞状细胞癌 RAMIE 治疗的关键步骤是上纵隔的清扫，因为该区域淋巴结清扫困难，淋巴结转移的发生率高。本章将描述 RAMIE 中系膜平面解剖与食管悬吊术的技术。

关键词：食管切除术；机器人辅助；淋巴结清扫

自机器人辅助微创食管切除术在 21 世纪初期被引入以来，许多病例系列报道和 Meta 分析表明，它可能是电视辅助胸腔镜食管切除术（video-assisted thoracic surgery esophagectomy，VATS-E）的有效替代方案。目前使用的达·芬奇手术系统提供了三维视觉、震颤过滤、运动缩放和腕内功能等关键功能。与 VATS-E 相比，这些功能有望降低 RAMIE 术后的并发症发生率 [1-4]。自 2006 年

7 月我们的团队（Severance 医院）在韩国实施第一例 RAMIE 手术以来，我们已经开展了有效的根治性食管切除术，具有良好的术后疗效和肿瘤预后[5-9]。虽然在过去的 10 年中已经引入了新的设备和技术，但了解食管和相关结构的微观解剖仍是 RAMIE 成功的先决条件。在这里，我们详细介绍了一种使用筋膜平面解剖的 RAMIE 系统方法。

一、切口位置和患者体位

使用支气管封堵器进行气管内全身麻醉后，将患者转向半俯卧位（图 12–1）。在肩胛骨下角下方第 6 肋间水平置入一个 8mm 戳卡（P_2），并插入 30° 胸腔镜。在评估胸膜转移或粘连后，在 8～10 mmHg 的压力下注入 CO_2 气体。在腋后线（posterior axillary line，PAL）的第 3 肋间或第 4 肋间处置入一个 8mm 戳卡（P_1）。在这里所示的病例中，目标区域是胸腔入口；因此，在从镜口到它的直线上画了一个标记。然后，在 PAL 上的第 8 肋间或第 9 肋间处插入一个 8mm 戳卡（P_3），在肩胛骨下角线上的第 11 肋间处插入另一个 8mm 戳卡（P_4）。在腋窝前线上的第 5 肋间或第 6 肋间处插入一个 12mm 的辅助戳卡（PA）。机器人工作台（da Vinci Xi）置于患者左侧。来自激光制导系统的绿色目标与 P_2 对齐，摄像机通过 P_2 插入，瞄准胸廓入口。然后器械在优化配置下自动调整臂架，对接剩余的机械臂，插入其余的器械。

二、上段纵隔的游离

（一）上段纵隔实用解剖学

图 12-2 显示位于主动脉弓上方的上段纵隔示意图。内脏隔室包含食管和气管，血管隔室包含大动脉和静脉。每个隔室都被薄的结缔组织层（内脏筋膜和血管筋膜）包围。迷走神经沿着血管隔室室内的颈动脉下行。迷走神经的喉返神经（recurrent laryngeal nerve，RLN）分支穿过内脏筋膜，沿

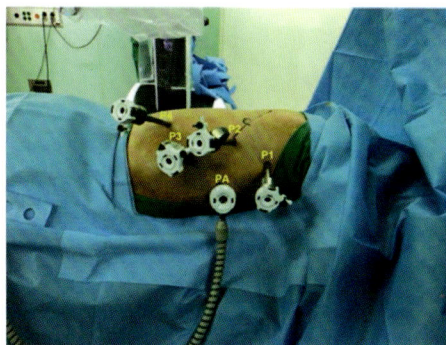

▲ 图 12–1　机器人辅助胸腔镜食管切除术的切口位置和患者体位：P_1～P_4（8mm 戳卡）和 PA（12mm 辅助戳卡）

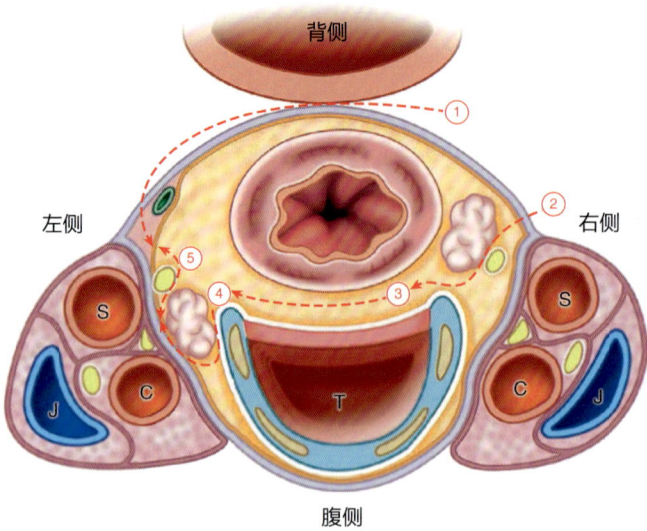

◀ 图 12-2 主动脉弓上方的上段纵隔示意

黄线为内脏筋膜；粉线为血管筋膜；黄椭圆截面结构为神经；绿椭圆截面结构为胸导管；T. 气管；J. 颈静脉；S. 锁骨下动脉；C. 颈总动脉；编号和红色虚线为解剖顺序

内脏隔室内的气管向上走行。交感神经的心脏分支在血管间隙，胸导管在内脏筋膜和血管筋膜之间。为了在不损伤神经的情况下清除 RLN 周围的所有淋巴结，应重点关注内脏筋膜与左侧 RLN 的联系，因为大多数 RLN 损伤病例发生在这一区域。

食管癌的淋巴转移主要有两种途径[10-13]。壁内转移主要通过黏膜下层的纵向淋巴管进行，而壁外转移则通过食管周围淋巴管进行。因此，游离内脏隔室内的所有淋巴组织对于实现良好的局部区域控制至关重要。另一种转移途径是胸导管及其周围淋巴结。胸导管接受来自腹部淋巴结的淋巴液，并通过淋巴结中转从食管直接引流。这提示在食管癌中淋巴液经胸导管快速流入体循环的可能性。虽然胸导管切除术的疗效尚未确定，但我们通常会将胸导管与食管一起切除。

（二）背侧的游离

通过 P_3 插入 ProGrasp 钳挤压肺，同时向下牵拉食管。使用弯曲的双极电凝（通过 P_4）和单极弯剪（通过 P_1）开始游离。使用 Hem-o-Lok 血管夹结扎后切断奇静脉（图 12-3A）；然后找到右支气管动脉并用血管切割器切断（图 12-3B）。常规切除胸导管，之后找到奇静脉下方的导管（图 12-3C）。打开纵隔胸膜背侧（图 12-3D）。从其头侧（图 12-3E）至最尾端切除胸导管，夹紧后切断尾端，

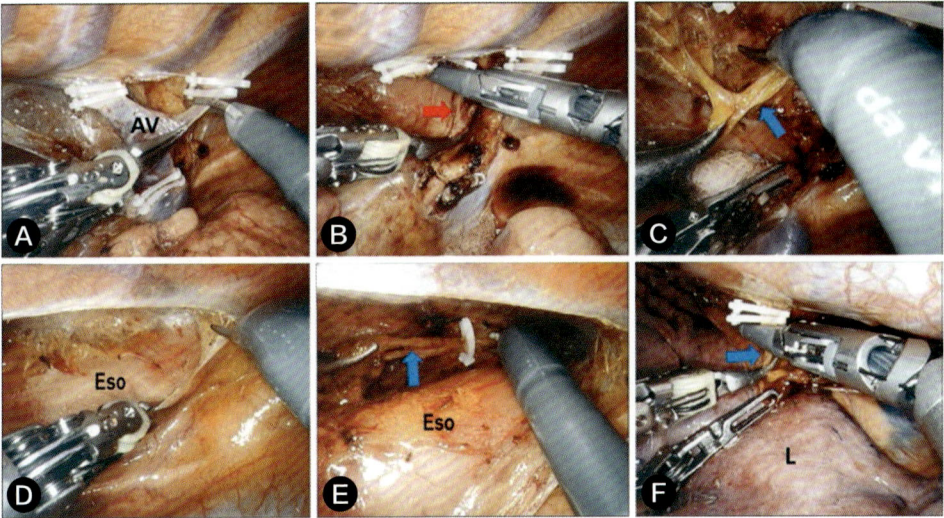

▲ 图 12-3　上纵隔背侧游离

找到胸导管，结扎并切除。A. 利用 Hem-o-Lok 血管夹结扎并切断奇静脉（AV）；B. 利用血管切割器切断右支气管动脉；C. 识别胸导管；D. 游离背侧纵隔胸膜；E 和 F. 切除胸导管。Eso. 食管；L. 肺；红箭示右侧支气管动脉；蓝箭示胸导管

防止乳糜胸（图 12-3F）。随后用单极弯剪松解食管背侧，使其游离。不需要找到左侧锁骨下动脉，因为它位于内脏隔室外，用能量装置剥离它可能会对左侧 RLN 造成热损伤。

（三）腹侧的游离

通过 P_4 插入 ProGrasp 钳提起食管，将弯曲双极解剖器移至 P_3。提起食管后，找到右侧迷走神经，沿着锁骨下动脉的水平打开纵隔胸膜（图 12-4A）。打开右侧迷走神经上方的血管鞘，方便找到右侧 RLN，因为它在大多数患者中会穿过内脏隔室（图 12-4B）。使用弯曲剪刀游离右侧 RLN 上的内脏鞘，找到 RLN 的食管分支（图 12-4C）。然后小心地切除 RLN 后方的淋巴脂肪组织。

下一步是将食管从气管旁游离出来。使用 ProGrasp 钳（通过 P_4）提起食管，由助手（通过 PA）用抓钳或解剖器将气管向右侧牵拉（图 12-4D）。游离食管和气管之间疏松的结缔组织，尽量避免在此过程中损伤气道。将食管完全从气管旁游离出来后，切除气管左侧外侧缘的淋巴 - 脂肪组织，使用单极弯剪灼烧气管 - 食管动脉的小分支。内脏筋膜是一种有光泽的膜状结构，是上纵隔淋巴

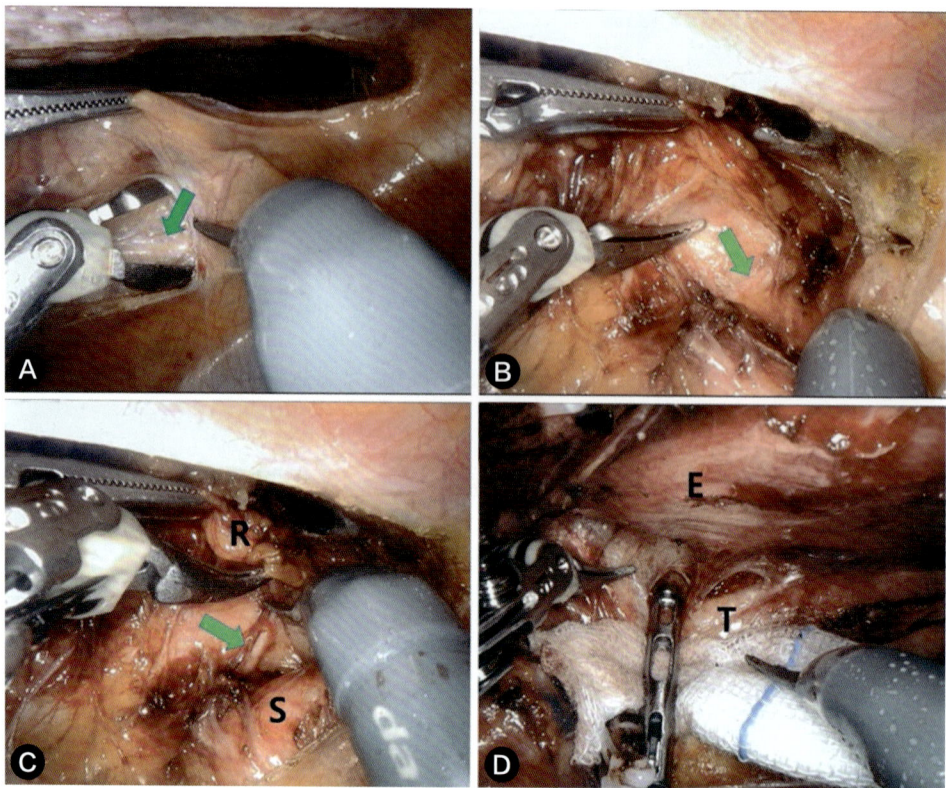

▲ 图 12-4　上纵隔腹侧游离

沿右侧喉返神经（RLN）剥离淋巴结。A. 打开迷走神经（绿箭）上方的纵隔胸膜；B. 找到穿过内脏隔室的右侧 RLN（绿箭）；C. 找到并切断右侧 RLN（绿箭）食管分支；D. 将食管从气管旁游离出来。R. 右侧；S. 锁骨下动脉；E. 食管；T. 气管

结清扫的边界，可以在淋巴脂肪组织下方分辨出来。

（四）沿左侧喉返神经游离

　　确认内脏筋膜后，用一根尼龙线环绕食管在 3 个点绑扎（图 12-5A 和图 12-6A）。这种操作称为食管悬吊，可在左侧气管旁提供更宽的操作空间，同时防止手术过程中过度拉伸或扭结造成神经损伤。随后在气管分叉水平找到左侧 RLN。在确定内脏筋膜层后，可以很容易找到神经，因为它位于筋膜上方，看起来就像墙上的窗帘一样（图 12-5B 和图 12-6B）。找到神经后，剥离神经上的内侧淋巴脂肪组织。此时，左侧 RLN 的食管支不宜切断以维持食管悬挂（图 12-5C）。小心切除内脏筋膜内的所有淋巴组织（图 12-5D）。然后，用剪刀切断

左侧 RLN 的食管分支（图 12-5E），切开神经与食管之间的内脏筋膜，充分游离食管。彻底清扫气管分叉和主动脉下方淋巴结，直至找到左肺动脉（图 12-5F）。

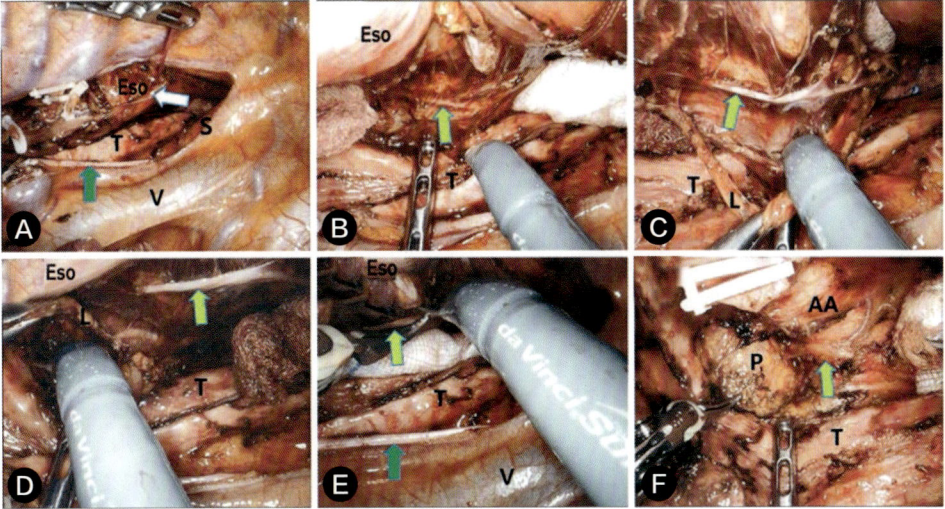

▲ 图 12-5　沿左侧喉返神经（RLN）游离

A. 使用一根尼龙线在 3 个点上绑扎食管；B. 确定左侧 RLN；C 和 D. 清扫左侧 RLN 淋巴结；E. 分离左侧 RLN 食管分支；F. 清除气管支气管角及主动脉区域的淋巴结。Eso. 食管；T. 气管；S. 锁骨下动脉；V. 上腔静脉；L. 左侧 RLN 淋巴结；AA. 主动脉弓；P. 左侧肺动脉；白箭示尼龙线；绿箭示迷走神经；亮绿箭示左侧 RLN

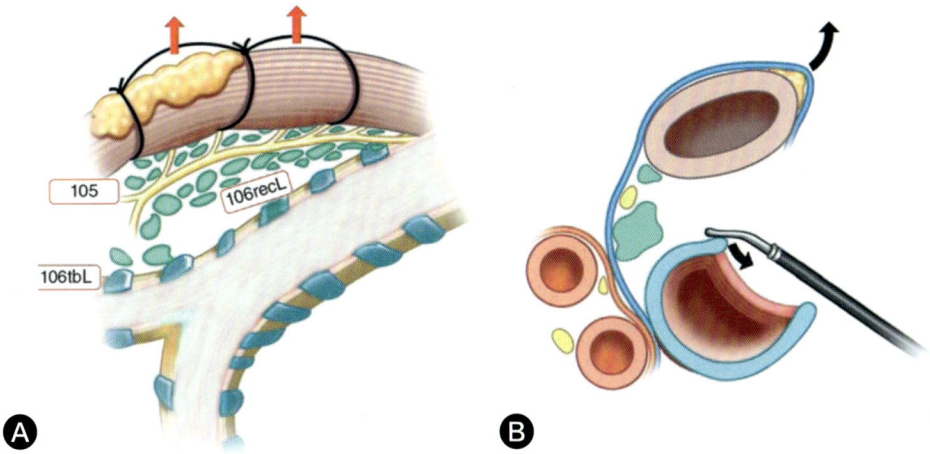

▲ 图 12-6　沿左侧喉返神经（RLN）剥离淋巴结

A. 向右牵拉食管后的左侧 RLN 及淋巴结侧方视角；B. 向右牵拉食管后的左侧 RLN 及淋巴结横截面

三、中下段纵隔的游离

沿着奇静脉腹侧缘打开背侧纵隔胸膜。随后沿着降主动脉腹侧缘游离胸导
管（图 12-7A）和淋巴组织。将食管向腹侧牵拉，沿降主动脉腹侧缘游离食管，
直至左侧纵隔胸膜（图 12-7B）。一并游离左侧纵隔胸膜和左肺韧带的淋巴组织
与食管。之后，在心包处清扫食管附近的所有淋巴组织（图 12-7C）。将食管向
上牵拉至右边背侧。同时游离右侧纵隔胸膜和右肺韧带的淋巴脂肪组织与食管
（图 12-7D）。清扫完隆突下淋巴结和双肺门淋巴结，食管就可被完全游离下来。
将胸管置入右侧胸腔。

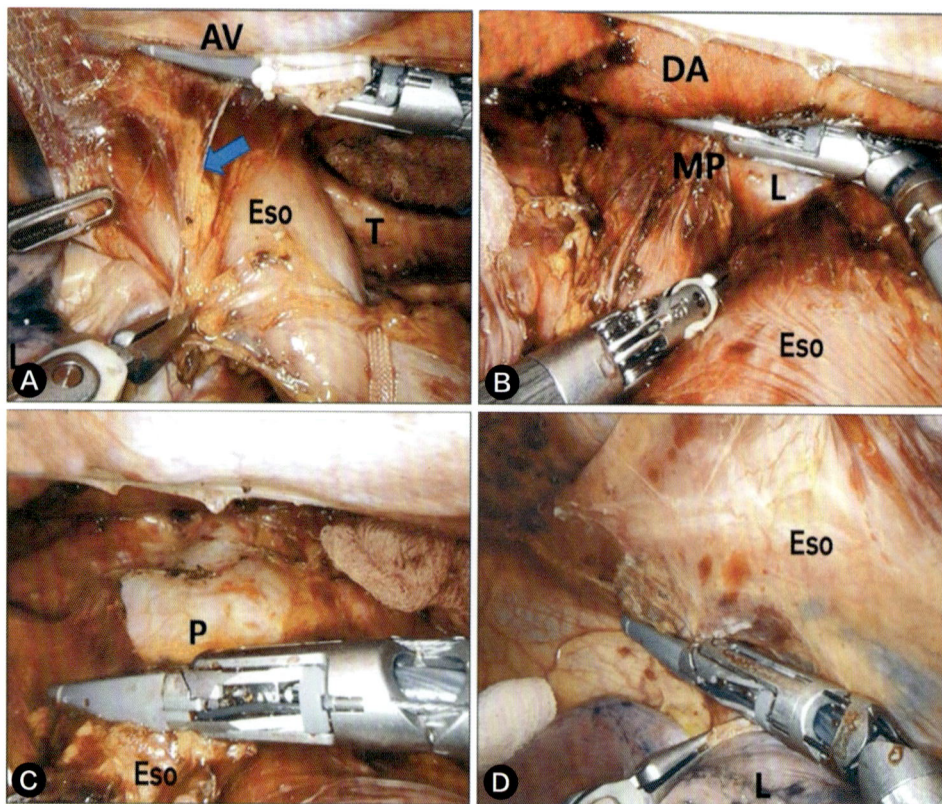

▲ 图 12-7　中下段纵隔的游离

A. 游离胸导管；B. 游离食管背侧；C. 在心包处游离食管；D. 游离右肺韧带的右侧纵隔胸膜和淋巴组织。
AV. 奇静脉；Eso. 食管；T. 气管；L. 肺；DA. 降主动脉；MP. 左侧纵隔胸膜；P. 心包；蓝箭示胸导管

四、选择性双侧颈部清扫术

将患者重新置于仰卧位。在肩峰突水平处放置柔软的布卷用以显露颈部。我们医院习惯在锁骨上缘和胸骨切迹上方约 2cm 或 2 指宽的颈纹处开一个横向的衣领状切口。所有患者均常规切除锁骨上淋巴结（图 12-8A）和颈部食管旁淋巴结（图 12-8B 和 C）。

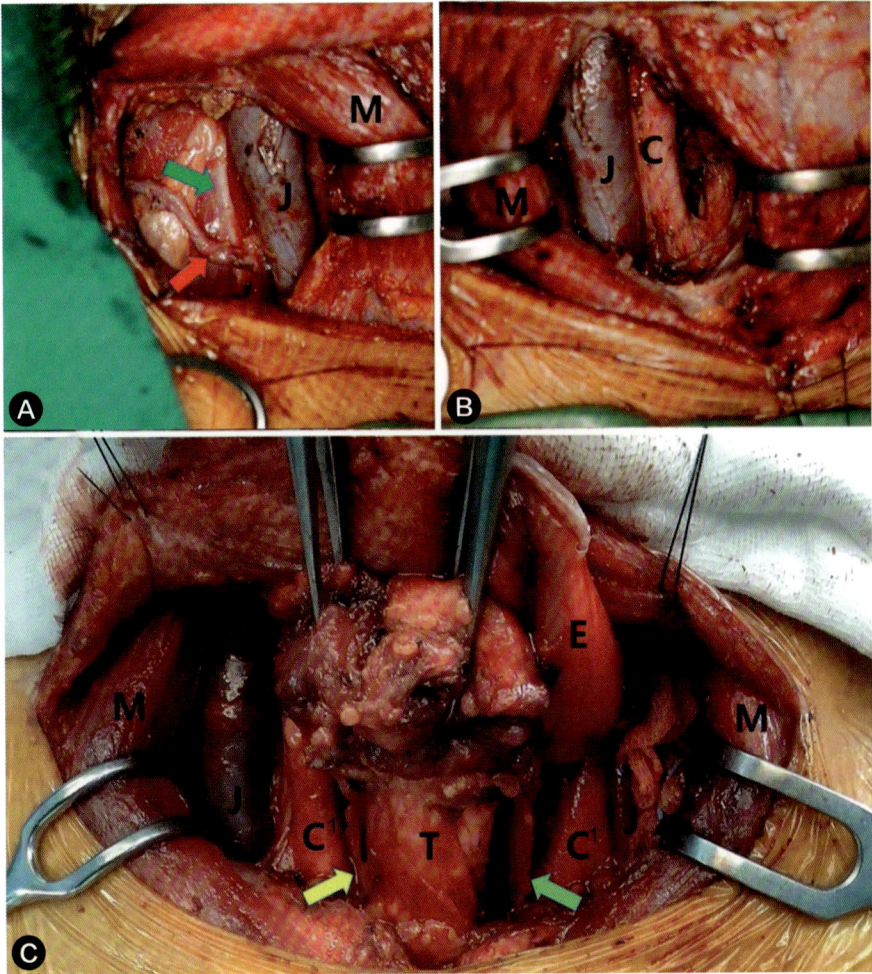

▲ 图 12-8　选择性双侧颈部淋巴结清扫

A. 清扫完锁骨上淋巴结后；B. 清扫完颈部食管旁淋巴结后；C. 清扫完选择性双侧颈部淋巴结后。J. 颈静脉；M. 胸锁乳突肌；C¹. 颈总动脉；E. 食管；T. 气管；红箭示颈横动脉；绿箭示膈神经；亮黄箭示右侧喉返神经；亮绿箭示左侧喉返神经

五、胃的游离及吻合

对于胃的游离，需根据患者的体型和意愿选择机器人辅助腹腔镜手术或开腹手术。笔者所在医院常规清扫心脏旁淋巴结、胃小弯淋巴结、胃左动脉旁淋巴结、肝总动脉旁淋巴结、腹主动脉旁淋巴结和脾动脉旁淋巴结。

在大多数患者中，使用线形缝合器沿着胃大弯切割成管状胃，然后用缝合浆膜层。因为我们采用的是狭窄的管状胃，所以不做幽门重建术。用聚乙烯膜包裹管状胃，然后通过胸骨后入路牵拉至颈部。

笔者所在医院通常采用手工缝合的方式在颈部行双层食管胃端-侧吻合。在这一步，分别对食管壁肌层和黏膜下层进行缝合。打开管状胃的前壁，对食管肌层和管状胃肌层进行间断缝合，由后向前对黏膜层进行连续缝合。

六、讨论

McKeown 食管切除术联合颈部食管胃吻合术是我们医院的标准手术方式。传统的 McKeown 术式包括开胸食管切除术、开腹胃切除术、颈淋巴结清扫术和颈部吻合术 [14]。与 Ivor-Lewis 方法相比，McKeown 方法有以下优点：①可进行更彻底的淋巴结清扫；②避免胸内吻合口瘘相关并发症 [15]。然而，开胸手术会导致肺部并发症增加，尤其是对于肺功能较差的患者。为了降低这种侵入性手术的并发症发生率，目前已经开发出多种微创手术，包括机器人辅助手术。优异的机器人手术平台提供了优越的三维视觉可视化、更大的自由度与转腕功能、更精确地过滤震颤运动和缩放运动。

由于任何位置的牵引、挤压或热损伤都会导致神经麻痹，所以彻底清扫RLN 周围的所有淋巴结是具有挑战性的。据报道，机器人辅助胸腔镜手术有助于减少这些并发症发生率。我们的早期研究已经报道过机器人辅助胸腔镜手术在左侧 RLN 淋巴结清扫方面具有良好的疗效 [6,7]。在 Suda 等的一项前瞻性研究中 [16]，机器人辅助胸腔镜手术显著降低了声带麻痹、声音嘶哑的发生率和呼吸机的使用时间。

除了机器人辅助胸腔镜手术的应用外，筋膜平面解剖技术也有助于降低并发症发生率。这是基于关于淋巴结构与食管之间特殊解剖关系的解剖学概念。

这一概念对于减少沿 RLN 进行根治性淋巴结清扫时神经损伤的风险至关重要。一般来说，有多种影响 RLN 麻痹发生的因素，包括：①解剖学因素，如神经和血管异常的直径；②患者因素，如气管后区 T_3 或更深的肿瘤，RLN 沿线的巨大转移淋巴结，既往手术史或放疗史，或高体重指数；③程序性因素，如剥离过程中对 RLN 的牵拉、挤压或热损伤。在 RAMIE 中应用筋膜平面解剖技术，可以消除程序性因素，从而使 RLN 麻痹的发生率降低到＜ 10%。

　　综上所述，基于显微解剖的筋膜平面剥离技术可作为 RAMIE 根治性食管切除术的可靠方法。

参考文献

[1] Van Hillegersberg R, Boone J, Draaisma WA, Broeders IA, Giezeman MJ, Borel Rinkes IH. First experience with robot-assisted thoracoscopic esophagolymphadenectomy for esophageal cancer. Surg Endosc. 2006;20:1435–9.

[2] Galvani CA, Gorodner MV, Moser F, et al. Robotically assisted laparoscopic transhiatal esophagectomy. Surg Endosc. 2008;22:188–95.

[3] Espat NJ, Jacobsen G, Horgan S, Donahue P. Minimally invasive treatment of esophageal cancer: laparoscopic staging to robotic esophagectomy. Cancer J. 2005;11:10–7.

[4] Weksler B, Sharma P, Moudgill N, Chojnacki KA, Rosato EL. Robot-assisted minimally invasive esophagectomy is equivalent to thoracoscopic minimally invasive esophagectomy. Dis Esophagus. 2012;25:403–9.

[5] Kim DJ, Park SY, Lee S, Kim HI, Hyung WJ. Feasibility of a robot-assisted thoracoscopic lymphadenectomy along the recurrent laryngeal nerves in radical esophagectomy for esophageal squamous carcinoma. Surg Endosc. 2014;28:1866–73.

[6] Park SY, Kim DJ, Yu WS, Jung HS. Robot-assisted thoracoscopic esophagectomy with extensive mediastinal lymphadenectomy: experience with 114 consecutive patients with intrathoracic esophageal cancer. Dis Esophagus. 2016;29:326–32.

[7] Park SY, Kim DJ, Kang DR, Haam SJ. Learning curve for robotic esophagectomy and dissection of bilateral recurrent laryngeal nerve nodes for esophageal cancer. Dis Esophagus. 2017;30:1–9.

[8] Park SY, Kim DJ, Do YW, Suh J, Lee S. The oncologic outcome of esophageal squamous cell carcinoma patients after robot-assisted thoracoscopic esophagectomy with total mediastinal lymphadenectomy. Ann Thorac Surg. 2017;103:1151–7.

[9] Kim DJ, Park SY, Hong MH. Korean experiences of the treatment of esophageal squamous cell carcinoma. In: Ando N, editor. Esophageal squamous cell carcinoma: diagnosis and treatment. 2nd ed. Singapore: Springer Nature; 2020. p. 363–76.

[10] Ding X, Zhang J, Li B, et al. A meta-analysis of lymph node metastasis rate for patients with thoracic oesophageal cancer and its implication in delineation of clinical target volume for radiation therapy. Br J Radiol. 2012;85:e1110–9.

[11] Wang Y, Zhu L, Xia W, Wang F. Anatomy of lymphatic drainage of the esophagus and lymph node metastasis of thoracic esophageal cancer. Cancer Manag Res. 2018;10:6295–303.

[12] Tachimori Y, Nagai Y, Kanamori N, Hokamura N, Igaki H. Pattern of lymph node metastases of esophageal squamous cell carcinoma based on the anatomical lymphatic drainage system. Dis Esophagus. 2011;24:

33–8.

［13］Park SY, Suh JW, Kim DJ, et al. Near-infrared lymphatic mapping of the recurrent laryngeal nerve nodes in T1 esophageal cancer. Ann Thorac Surg. 2018;105:1613–20.

［14］McKeown KC. Trends in oesophageal resection for carcinoma with special reference to total oesophagectomy. Ann R Coll Surg Engl. 1972;51:213–39.

［15］D'Amico TA. Mckeown esophagogastrectomy. J Thorac Dis. 2014;6(Suppl 3):S322–4.

［16］Suda K, Ishida Y, Kawamura Y, et al. Robot-assisted thoracoscopic lymphadenectomy along the left recurrent laryngeal nerve for esophageal squamous cell carcinoma in the prone position: technical report and short-term outcomes. World J Surg. 2012;36:1608–16.

第 13 章　全机器人食管切除术
Totally Robotic Esophagectomy

Chang Hyun Kang　著

摘　要：机器人食管切除术无须额外的胸腔镜或腹腔镜辅助，均采用机器人技术进行。目前大多数机器人食管切除术都是以联合形式进行的，即结合了机器人和其他腔镜技术。腹腔镜胃切除术和胸腔镜食管胃吻合术是机器人食管切除术中常用的方法。本章将介绍无须胸腔镜或腹腔镜辅助的全机器人食管切除术。

关键词：机器人手术；食管癌机器人辅助手术；食管微创切除术

食管微创切除术（minimally invasive esophagectomy，MIE）已成为食管癌的标准术式。在许多文献中鲜有关于术后并发症和早期恢复的报道[1-9]。

机器人食管切除术已视作传统胸腹腔镜 MIE 的替代方案。在之前的研究中，机器人食管切除术也展示出与胸腹腔镜 MIE 相当的早期疗效[10-18]。然而，在这些研究中，大多数外科手术并没有完全使用机器人食管切除术，而是部分使用腹腔镜、剖腹手术或开胸手术。包括缝合和器官准备在内的部分手术步骤，是选择性地使用胸腔镜或腹腔镜技术进行。因此，完全机器人食管切除术（totally robotic esophagectomy，TRE）的报道仅在少数几篇论文中。在笔者所在的医院，TRE 从 2008 年开始实施，目前是食管癌的标准手术方式。因此，本文详细介绍了该项手术技术，并简要总结了首尔国立大学医院的手术预后。

一、腹部环节

（一）切口和机械臂

一般来说，腹部的机器人手术有 4 个切口（图 13-1A）。其中 3 个切口使

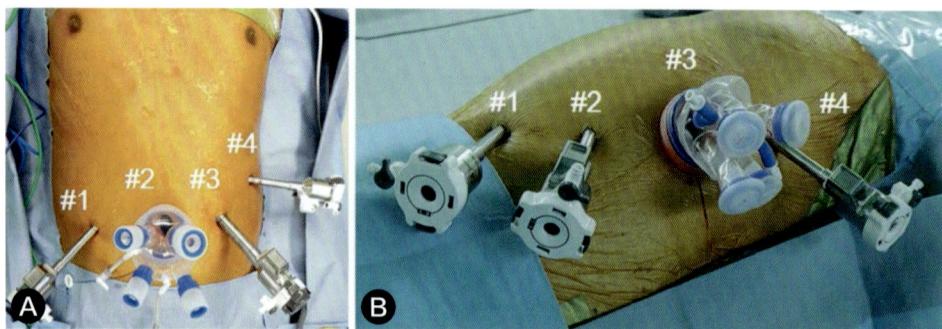

▲ 图 13-1　腹部（A）和胸部（B）手术的切口位置

标记的数字表示机械臂编号。正文中描述了详细的位置。钉仓接在 3 号机械臂。因此，3 号机器臂需要一个 12mm 戳卡。助手可以与机器人共用切口保护套切口，不需要额外的辅助切口

用 8mm 机器人戳卡，另一个切口使用切口保护套（NELIS, Bucheon, Korea）。通常，2 号臂的 2cm 切口首先置于脐周区域。这个切口主要用于机器人镜头和助手的工作。1 号臂的切口置于脐周口外侧 10cm 处。3 号臂的切口置于脐周切口外侧 7.5cm。4 号臂的切口置于第一个切口外侧 7.5cm 的右上方区域。每个切口所使用的器械列于表 13-1。

（二）肝的牵拉

肝的牵拉通常使用 Prolene 缝合线。用直针将 2-0 号 Prolene 缝合线穿过剑

表 13-1　在腹部和胸部手术过程中每只机械臂使用的机器人设备

位　置	机械臂编号	机械手臂
腹部	1 号臂	马里兰钳
	2 号臂	摄像头、SureForm 钉仓 [a]
	3 号臂	剪刀、能量装置、持针器、摄像头
	4 号臂	双极钳
胸腔	1 号臂	马里兰钳
	2 号臂	剪刀、能量装置、持针器、SureForm 钉仓
	3 号臂	摄像头
	4 号臂	双极钳

a . 在缝合时，摄像头和钉仓可以相互切换

突正下方。将 Prolene 缝合于膈肌腱并再次延伸到腹壁右侧。缝合线固定在腹壁外侧。缝合线可以有效地托起肝右叶。这个简单的步骤对于下面介绍的腹部手术来说已经足够了。笔者不使用特殊的肝脏牵拉器（图 13-2A）。

（三）腹腔淋巴结清扫术

腹腔干周围淋巴结的清扫对食管癌的分期和治疗至关重要。为了彻底清扫淋巴结，从胃右动脉的间隙处将小网膜囊打开。通常从第 18 组淋巴结（肝总动脉淋巴结）开始清扫，并从第 17 组淋巴结（腹壁淋巴结）清扫至第 19 组淋巴结（脾动脉淋巴结）。腹腔干淋巴结（第 20 组淋巴结）同样可以清扫到。然而，沿着乳糜池清扫太深会增加乳糜腹的风险。外科医生应记住，即使将胸导管在胸部结扎，对乳糜池周围进行根治性清扫仍会增加乳糜腹的风险。

（四）大网膜游离

大网膜通常使用能量装置（首选 Harmonic 超声刀或 Synchroseal 刀）进行游离。通常与胃网膜的两支动脉保持 5cm 的距离。沿着大网膜的全长保持这个距离是很重要的。在一些患者中，左右胃网膜动脉之间不存在直接连接。在这种情况下，保留的大网膜可以作为右胃网膜动脉到基底部的侧支循环通道。利用 Kocher 手法，十二指肠第一段和第二段应完全游离。在某些胸内吻合病例中，不需要 Kocher 法。但是，当外科医生计划进行颈部吻合时，通常 Kocher 手法会更安全。它可以额外提供几厘米的管状胃。

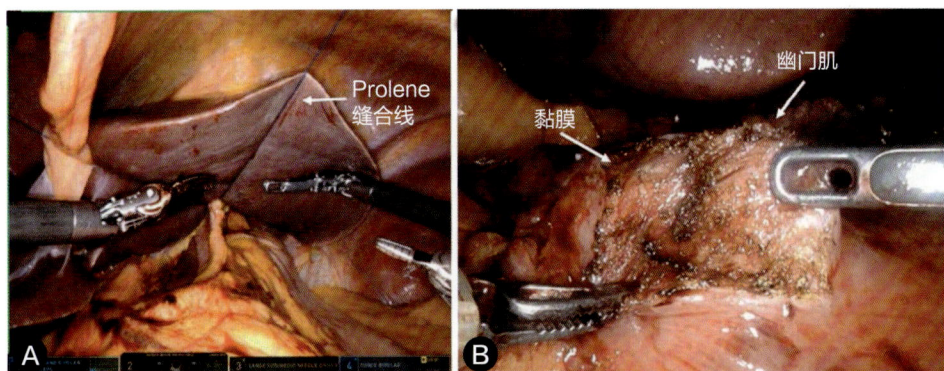

▲ 图 13-2　A. 通过将肝脏挂在 Prolene 缝合线上进行肝脏牵引，这个过程不需要使用肝脏牵引器；B. 通过精细切割幽门肌进行幽门肌切开术，使黏膜的锐角变为胃与十二指肠之间的钝角是幽门切开术成功的关键

（五）幽门切开

使用机器人剪刀可以进行精细地切开幽门。垂直于幽门肌进行电凝可将幽门环分割至黏膜下的层面。单极电凝的功率应小于 2，以避免意外损伤黏膜下区域。分离出的肌纤维应从黏膜下组织剥离，使幽门黏膜皱襞的角度变直（图 13-2B）。通常使用 V-Lock（Medtronic, Dublin, Ireland）连续缝合以大网膜覆盖缺损浆膜。

（六）管状胃制作

胃游离完成后，机器人摄像头可以切换到 3 号切口。将胃右动脉游离并夹闭后，可以用 SureForm 吻合器连续切割胃。我更倾向于使用 60mm 大小的绿色钉仓来切割胃（图 13-3A）。一般来说，我的首选方式是 5cm 宽的管状胃。注射吲哚菁绿（indocyanine green，ICG）后，我通常使用 Firefly 系统检查管状胃的血供（图 13-3B）。在选择合适的缝合位置时，我通常会检查两点：基底部边缘动脉的血供情况和 ICG 的浆膜摄取情况。如果远端基底部不符合这些标准，我通常会将血供不足的区域切除。

二、胸部环节

（一）切口和机械臂

与腹部手术中使用的机器人戳卡和切口保护套相同，胸部手术也采用 4 个

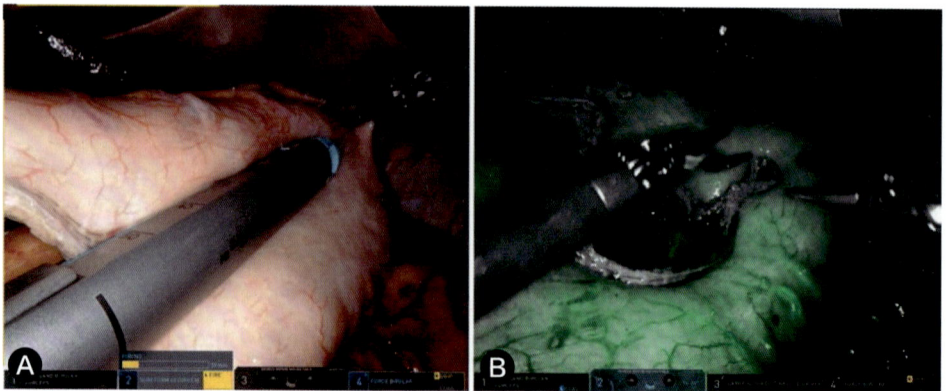

▲ 图 13-3 **A.** 使用机器人 **SureForm** 钉仓形成体内管状胃，整个管状胃制作过程无须额外剖腹手术即可完成，机器人钉仓增加了手术外科医生确定胃、管状胃形状和长度的自由度；**B.** 管状胃制作完成后，用吲哚菁绿灌注检查管状胃血流，识别和排除任何缺血区域对于防止缝合口瘘是很重要的

切口。1 号臂切口置于肩胛骨下角水平的第 11 肋间处。2 号臂切口置于第 1 切口右侧向下 7.5cm 处，通常在第 9 肋间处。这个切口用于放置机器人镜头。3 号臂切口置于右侧 7.5cm 处，距 2 号切口 3cm 处，在这个切口置入一个切口保护套。这个切口是机器人和助手共用。4 号臂切口置于距离 3 号切口右侧 7.5cm 处（图 13-1B）。

（二）上段纵隔和右侧喉返神经淋巴结清扫

作为食管切除术的第一步，奇静脉常常使用 Hem-o-Lok 夹进行夹闭和切断。在这个过程中，右支气管动脉也会被结扎。显露上段纵隔后，沿胸上段食管进行淋巴结清扫（第 8U 组淋巴结）。

游离上段纵隔胸膜后，可沿右侧喉返神经（recurrent laryngeal nerve，RLN）进行淋巴结清扫。在锁骨下动脉正下方找到右喉返神经近端。随后沿右侧 RLN 彻底清除覆盖在 RLN 上的组织（日本食管学会淋巴结分类中的 160RecR 淋巴结）。淋巴结清扫的上界很重要。在甲状腺下动脉和甲状腺下极处进行清扫（图 13-4A）。因此，在这一阶段可以对颈部食管旁淋巴结进行清扫（第 1R 组淋巴结）。

（三）沿左侧喉返神经清扫淋巴结

左侧 RLN 淋巴结清扫可采用食管后或食管前方式进行。我更倾向于使用食管前的方式，因为大多数淋巴组织位于左侧 RLN 内侧。因此，无须向后游离食管和显露左侧 RLN 外侧（图 13-4B）。食管前的方式另一个优点是更好地显

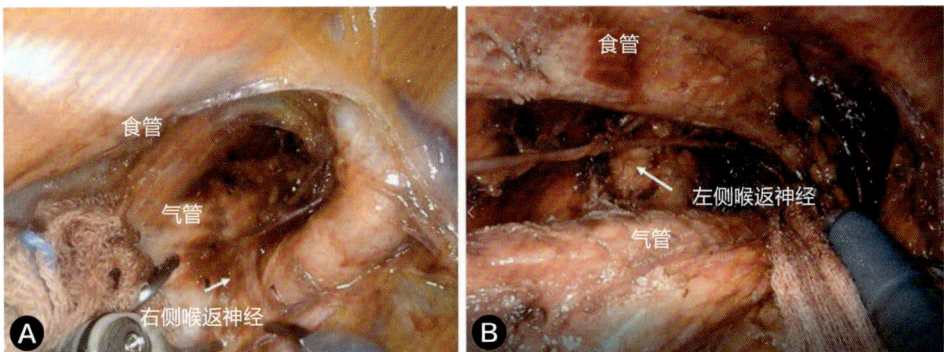

▲ 图 13-4　**A.** 右侧喉返神经（RLN）淋巴结清扫，右侧喉返神经与食管之间的所有淋巴组织均可清扫，可延伸至甲状腺的下极进行清扫；**B.** 经食管前方沿左侧喉返神经清扫淋巴结，清扫范围与右侧相同，在上段纵隔及下段颈部进行全面清扫

露颈部下段区域。由于在食管前方式中食管位于远离气管的位置，因此显露颈部下段区域比使用食管后方式更方便。通常，可以在主动脉弓水平处显露左侧RLN，因为该区域的淋巴组织比其他区域更薄。可在主动脉弓与左主支气管之间的区域（淋巴结编号10L和106TBL，日本食管学会淋巴结分类）沿左侧RLN（淋巴结编号4L、2L和106RecL，日本食管学会淋巴结分类）进行淋巴结清扫。清扫的上界与右侧相同（甲状腺下动脉和甲状腺下极），也可清扫左侧颈部食管旁淋巴结（1L组淋巴结）。

（四）下段纵隔和胸导管保护

胸中下段食管通常使用能量装置进行游离。迷走神经在肺分支以下常水平分开。在这个阶段切除隆突下淋巴结（第7组淋巴结）、食管中段淋巴结（第8M组淋巴结）、食管下段淋巴结（第8L组淋巴结）、双肺韧带淋巴结（第9R和第9L组淋巴结）及膈淋巴结（第15组淋巴结）。通常不游离胸导管，保留主动脉旁组织以避免损伤胸导管。但如果切除胸导管不能获得安全的径向边缘或在剥离过程中损伤胸导管分支，则将从食管裂孔至胸廓入口水平的胸导管完全切除。

（五）胃的上提及吻合

食管解剖完成后，可将管状胃上提，在胸廓入口水平进行食管胃吻合。我更喜欢用SureForm机器人吻合器进行三角形线性吻合。我通常使用60mm的绿色钉仓进行这种吻合（图13-5A）。目的是使吻合口的直径足够大，以防止吻

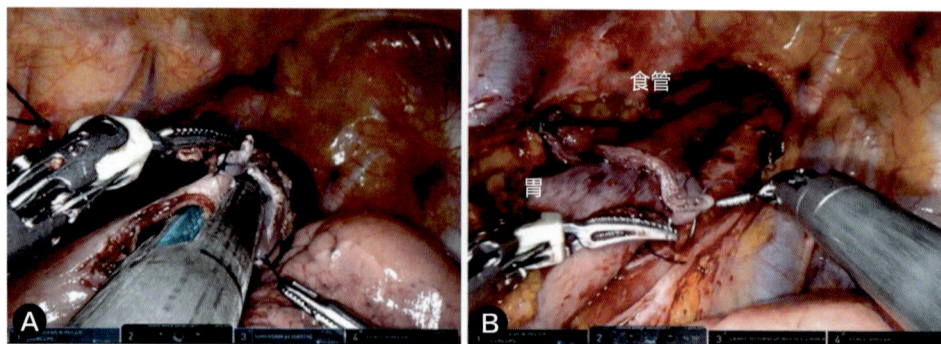

▲ 图13-5 使用SureForm钉仓进行机器人三角缝合

A. 使用60mm的SureForm钉仓进行大的环形吻合；B. 完成前壁吻合的吻合口形状，可以观察到食管和胃壁的良好伸展，机器人三角吻合减少吻合口狭窄，防止术后吞咽困难

合口狭窄。吻合完成后，可以使用 V-lock 缝合线进行肌层连续缝合（图 13-5B）。

三、预后

在笔者所在的医院，TRE 于 2008 年启动。然而，早期主要的机器人食管切除术是开腹手术或腹腔镜手术的混合形式。2015 年，完全机器人术式成为主要手术方式，现在几乎所有机器人食管切除术都是使用 TRE 进行的。自 2008 年以来，我们已经完成了 250 例 TRE 手术。TRE 的早期疗效良好，30 天死亡率为 0.4%，90 天死亡率为 0.8%。吻合口瘘和肺部并发症的发生率分别为 4.7% 和 9.8%。TRE 的总 5 年生存率为 67.0%。

四、讨论

MIE 已成为食管癌治疗的标准术式之一。在几项随机对照试验中，MIE 减少了肺部并发症，加快了恢复时间和提升了患者生活质量[1-3]。目前，全球大多数中心对相当数量的患者采用了 MIE，并且进行 MIE 的患者数量正在增加[7,19-21]。MIE 的主要技术是腹腔镜和胸腔镜技术的结合。然而，也有混合形式的 MIE 使用开胸和剖腹手术进行胸内吻合和管状胃制作[22-25]。目前，MIE 并没有明确的定义，文献中使用"MIE"一词来描述一系列的手术。

同样的现象也发生在机器人手术中。从技术上讲，机器人食管切除术应该在胸部和腹部都使用机器人进行。然而，文献中已经报道了许多不同类型的机器人食管切除术。最常见的机器人食管切除术式是机器人胸部手术和腹腔镜腹部手术的混合形式[3,26,27]。由于胸腔镜食管切除术和纵隔淋巴结清扫的难度大，迄今为止，机器人技术主要用于胸部手术。然而，由于腹部手术相对容易，腹腔镜腹部手术一直是首选。在这里，可以提出一个问题，即混合机器人食管切除术是否能够真正体现机器人技术的优势。

机器人技术的发展是为了改进微创手术。一些技术发展已经被认为是机器人手术的独特优势，包括改进的相机分辨率、三维手术视图、外科医生对机械臂的完全控制、机器人器械的自由关节，以及许多用于机器人系统的专用设备。通过充分适应和最大限度地利用这些改进技术，可以最大限度地发挥机器人的优势。然而，使用腹腔镜和胸腔镜技术的混合形式的机器人手术，并不能充分利用机器人系统。因此，需要对机器人食管切除术进行明确的定义，并对不同手术技术进行比较研究。然而，可以预见的是，随着机器人技术的进步，这些多样的技术变化将被统一，被完全的机器人手术所代替。

最近发表的一项比较机器人食管切除术和开放式食管切除术的随机对照研究[3]。在该试验中，机器人食管切除术改善了术后早期预后，减少了肺部并发症，提高了生活质量。尽管如此，与胸腹腔镜 MIE 相比，机器人食管切除术的优势尚不明确。然而，在之前的研究中已经提出了几个优势。机器人食管切除术的第一个优势是纵隔淋巴结清扫的质量，特别是 RLN 周围的淋巴结清扫。RLN 周围淋巴结是食管癌最常转移的淋巴结[28]。它们在美国癌症系统委员会（Committee on Cancer System）中的编号为 2R、2L、4L 和 10L[28]，在日本食管学会淋巴结图（Japanese Esophageal Society Lymph Node Map）中分别为106RecR、106RecL、106Tbl[29]。

由于存在 RLN 损伤的危险，这些淋巴结的清扫在技术上具有挑战性。神经损伤有诱发吸入性肺炎和恶化患者生活质量的巨大风险。Park 等[13]比较了纵隔淋巴结清扫的质量，并报道机器人食管切除术中沿 RLN 清扫淋巴结的数量高于胸腔镜食管切除术。此后，其他几项研究也证实了相同的结果，报道了机器人手术在 RLN 淋巴结清扫方面的表现优于胸腔镜手术[12,18,30,31]。其他研究者报道了机器人手术后 RLN 麻痹的发生率降低，这可能是机器人食管切除术的另一个优势[32-34]。Zheng 等[34]Meta 分析结果显示机器人手术组声带麻痹的发生率较低。沿两个 RLN 的淋巴结清扫是机器人食管切除术最有益的方面。

在食管切除术的其他方面，没有足够的证据来确定机器人食管切除术是否优于胸腔镜或腹腔镜食管切除术。Na 等[11]报道了与剖腹手术相比，腹部清扫淋巴结的数量相似。然而，比较不同手术方法腹部手术质量的研究很少。在吻合效果方面，机器人吻合的方法是相当多样的，其结果没有足够的文献来与胸腔镜技术进行比较。在呼吸并发症发生率方面，机器人手术和胸腔镜手术的结果各不相同。Zheng 等发表的一篇 Meta 分析研究[34]报道了机器人手术中肺部并发症的发生率较低。然而，很少有个体研究证明机器人手术中肺部并发症的发生率较低。因此，这些问题应该在未来的研究中得到证实。

许多研究报道了 MIE 术后的长期生存，目前普遍认为 MIE 在长期生存方面与开放式食管切除术相当[2,35,36]。然而，在不同临床和病理分期的患者中，只有少数研究报道了接受机器人食管切除术的患者的生存期长。Van der Sluis[3] 研究比较了在晚期（Ⅲ期和Ⅳ期）食管癌患者中机器人食管切除术和开放式食管切除术的长期生存。机器人手术和开放手术的 5 年生存率分别为 41% 和 40%，无显著差异。Park 等[13] 报道了机器人和胸腔镜食管切除术后不同阶段疾病患者的长期预后。机器人食管切除术和胸腔镜食管切除术的 5 年总生存率分别为 69% 和 59%；这一差异无统计学意义。根据目前发表的研究，接受机器人食管切除术的患者的长期生存率与接受开放或胸腔镜食管切除术的患者相当。

最后，需要解决的是学习难度问题。虽然机器人手术的结果在文献中已经报道了很长时间，但许多患者包括早期患者都接受的处于学习期的术者进行手术。因此，早期机器人手术的疗效无法与成熟中心的疗效进行比较。一种新的手术方法的学习难度会在不同程度上影响食管切除术的疗效。Park 等[37] 报道，不同的手术方法需要不同的病例数。这种学习难度的影响可以通过适当的指导缩短[38]。在解读机器人手术论文的结果时，应该始终考虑学习难度的影响。许多中心仍处于早期学习阶段，因为机器人手术比开放式食管切除术或胸腹腔镜 MIE 引入的时间更晚。

五、小结

总之，机器人食管切除术是一项不断发展的技术，在过去的几十年里，手术的结果得到了改善。然而，目前在全球范围内实施了许多不同的手术技术，很难对结果进行直接比较。TRE 是一种可以标准化机器人手术技术并最大限度地发挥机器人手术系统效益的方法。本文详细介绍了笔者所在机构的 TRE 技术方面，并回顾了文献中机器人食管切除术的现状。

参考文献

[1] Biere SS, van Berge Henegouwen MI, Maas KW, et al. Minimally invasive versus open oesophagectomy for patients with oesophageal cancer: a multicentre, open-label, randomised controlled trial. Lancet. 2012;379:1887–92.

[2] Mariette C, Markar SR, Dabakuyo-Yonli TS, et al. Hybrid minimally invasive esophagectomy for esophageal cancer. N Engl J Med. 2019;380:152–62.

［3］ Van der Sluis PC, van der Horst S, May AM, et al. Robot-assisted minimally invasive thoracolaparoscopic esophagectomy versus open transthoracic esophagectomy for resectable esophageal cancer: a randomized controlled trial. Ann Surg. 2019;269:621–30.

［4］ Briez N, Piessen G, Torres F, Lebuffe G, Triboulet JP, Mariette C. Effects of hybrid minimally invasive oesophagectomy on major postoperative pulmonary complications. Br J Surg. 2012;99:1547–53.

［5］ Yoshida N, Yamamoto H, Baba H, et al. Can minimally invasive esophagectomy replace open esophagectomy for esophageal cancer? Latest analysis of 24,233 esophagectomies from the Japanese National Clinical Database. Ann Surg. 2020;272:118–24.

［6］ Booka E, Tsubosa Y, Haneda R, Ishii K. Ability of laparoscopic gastric mobilization to prevent pulmonary complications after open thoracotomy or thoracoscopic esophagectomy for esophageal cancer: a systematic review and meta-analysis. World J Surg. 2020;44:980–9.

［7］ Takeuchi H, Miyata H, Ozawa S, et al. Comparison of short-term outcomes between open and minimally invasive esophagectomy for esophageal cancer using a nationwide database in Japan. Ann Surg Oncol. 2017;24:1821–7.

［8］ Luketich JD, Alvelo-Rivera M, Buenaventura PO, et al. Minimally invasive esophagectomy: outcomes in 222 patients. Ann Surg. 2003;238:486–95.

［9］ Luketich JD, Pennathur A, Awais O, et al. Outcomes after minimally invasive esophagectomy: review of over 1000 patients. Ann Surg. 2012;256:95–103.

［10］ Van Hillegersberg R, Boone J, Draaisma WA, Broeders IA, Giezeman MJ, Borel Rinkes IH. First experience with robot-assisted thoracoscopic esophagolymphadenectomy for esophageal cancer. Surg Endosc. 2006;20:1435–9.

［11］ Na KJ, Park S, Park IK, Kim YT, Kang CH. Outcomes after total robotic esophagectomy for esophageal cancer: a propensity-matched comparison with hybrid robotic esophagectomy. J Thorac Dis. 2019;11:5310–20.

［12］ Chao YK, Hsieh MJ, Liu YH, Liu HP. Lymph node evaluation in robot-assisted versus video-assisted thoracoscopic esophagectomy for esophageal squamous cell carcinoma: a propensity-matched analysis. World J Surg. 2018;42:590–8.

［13］ Park S, Hwang Y, Lee HJ, Park IK, Kim YT, Kang CH. Comparison of robot-assisted esophagectomy and thoracoscopic esophagectomy in esophageal squamous cell carcinoma. J Thorac Dis. 2016;8:2853–61.

［14］ Sarkaria IS, Rizk NP. Robotic-assisted minimally invasive esophagectomy: the Ivor Lewis approach. Thorac Surg Clin. 2014;24:211–22.

［15］ Zhang Y, Han Y, Gan Q, et al. Early outcomes of robot-assisted versus thoracoscopic-assisted Ivor Lewis esophagectomy for esophageal cancer: a propensity score-matched study. Ann Surg Oncol. 2019;26:1284–91.

［16］ Deng HY, Huang WX, Li G, et al. Comparison of short-term outcomes between robot-assisted minimally invasive esophagectomy and video-assisted minimally invasive esophagectomy in treating middle thoracic esophageal cancer. Dis Esophagus. 2018;31:doy012.

［17］ Deng HY, Luo J, Li SX, et al. Does robot-assisted minimally invasive esophagectomy really have the advantage of lymphadenectomy over video-assisted minimally invasive esophagectomy in treating esophageal squamous cell carcinoma? A propensity score-matched analysis based on short-term outcomes. Dis Esophagus. 2019;32:doy110.

［18］ Yang Y, Zhang X, Li B, et al. Short- and mid-term outcomes of robotic versus thoraco-laparoscopic McKeown esophagectomy for squamous cell esophageal cancer: a propensity score-matched study. Dis Esophagus. 2020;33:doz080.

［19］ Sihag S, Kosinski AS, Gaissert HA, Wright CD, Schipper PH. Minimally invasive versus open esophagectomy for esophageal cancer: a comparison of early surgical outcomes from the Society of Thoracic Surgeons National Database. Ann Thorac Surg. 2016;101:1281–9.

［20］Seesing MF, Gisbertz SS, Goense L, et al. A propensity score matched analysis of open versus minimally invasive transthoracic esophagectomy in the Netherlands. Ann Surg. 2017;266:839–46.

［21］Mamidanna R, Bottle A, Aylin P, Faiz O, Hanna GB. Short-term outcomes following open versus minimally invasive esophagectomy for cancer in England: a population-based national study. Ann Surg. 2012;255:197–203.

［22］Bonavina L, Scolari F, Aiolfi A, et al. Early outcome of thoracoscopic and hybrid esophagectomy: propensity-matched comparative analysis. Surgery. 2016;159:1073–81.

［23］Ichikawa H, Miyata G, Miyazaki S, et al. Esophagectomy using a thoracoscopic approach with an open laparotomic or hand-assisted laparoscopic abdominal stage for esophageal cancer: analysis of survival and prognostic factors in 315 patients. Ann Surg. 2013;257:873–85.

［24］Fumagalli U, Baiocchi GL, Celotti A, et al. Incidence and treatment of mediastinal leakage after esophagectomy: insights from the multicenter study on mediastinal leaks. World J Gastroenterol. 2019;25:356–66.

［25］Mu JW, Gao SG, Xue Q, et al. Updated experiences with minimally invasive McKeown esophagectomy for esophageal cancer. World J Gastroenterol. 2015;21:12873–81.

［26］Zhang X, Su Y, Yang Y, et al. Robot assisted esophagectomy for esophageal squamous cell carcinoma. J Thorac Dis. 2018;10:3767–75.

［27］Yun JK, Chong BK, Kim HJ, et al. Comparative outcomes of robot-assisted minimally invasive versus open esophagectomy in patients with esophageal squamous cell carcinoma: a propensity score-weighted analysis. Dis Esophagus. 2020;33:doz071.

［28］Akutsu Y, Kato K, Igaki H, et al. The prevalence of overall and initial lymph node metastases in clinical T1N0 thoracic esophageal cancer: from the results of JCOG0502, a prospective multicenter study. Ann Surg. 2016;264:1009–15.

［29］Japan Esophageal Society. Japanese Classification of Esophageal Cancer, 11th edition: part II and III. Esophagus. 2017;14:37–65.

［30］Xu Y, Li XK, Cong ZZ, et al. Long-term outcomes of robotic-assisted versus thoraco-laparoscopic McKeown esophagectomy for esophageal cancer: a propensity score-matched study. Dis Esophagus. 2020;34(9):doaa114. https://doi.org/10.1093/dote/doaa114.

［31］Duan X, Yue J, Chen C, et al. Lymph node dissection around left recurrent laryngeal nerve: robot-assisted vs. video-assisted McKeown esophagectomy for esophageal squamous cell carcinoma. Surg Endosc. 2020;35(11):6108–16. https://doi.org/10.1007/s00464-020-08105-2.

［32］Suda K, Ishida Y, Kawamura Y, et al. Robot-assisted thoracoscopic lymphadenectomy along the left recurrent laryngeal nerve for esophageal squamous cell carcinoma in the prone position: technical report and short-term outcomes. World J Surg. 2012;36:1608–16.

［33］Oshikiri T, Goto H, Horikawa M, et al. Incidence of recurrent laryngeal nerve palsy in robot-assisted versus conventional minimally invasive McKeown esophagectomy in prone position: a propensity score-matched study. Ann Surg Oncol. 2021;28(12):7249–57. https://doi.org/10.1245/s10434-021-10123-w.

［34］Zheng C, Li XK, Zhang C, et al. Comparison of short-term clinical outcomes between robot-assisted minimally invasive esophagectomy and video-assisted minimally invasive esophagectomy: a systematic review and meta-analysis. J Thorac Dis. 2021;13:708–19.

［35］Straatman J, van der Wielen N, Cuesta MA, et al. Minimally invasive versus open esophageal resection: three-year follow-up of the previously reported randomized controlled trial: the TIME trial. Ann Surg. 2017;266:232–6.

［36］Gottlieb-Vedi E, Kauppila JH, Malietzis G, Nilsson M, Markar SR, Lagergren J. Long-term survival in esophageal cancer after minimally invasive compared to open esophagectomy: a systematic review and meta-analysis. Ann Surg. 2019;270:1005–17.

［37］Park S, Hyun K, Lee HJ, Park IK, Kim YT, Kang CH. A study of the learning curve for robotic oesophagectomy for oesophageal cancer. Eur J Cardiothorac Surg. 2018;53:862–70.

［38］Van der Sluis PC, Ruurda JP, van der Horst S, Goense L, van Hillegersberg R. Learning curve for robot-minimally invasive thoracoscopic esophagectomy: results from 312 cases. Ann Thorac Surg. 2018;106:264–71.

第 14 章　吻合口瘘的治疗
Management of Anastomotic Leakage

Jae Hyun Jeon　著

摘　要：食管切除术后瘘的治疗选择仍然是一个有争议的问题，即使在各个机构也缺乏标准化。管理术后吻合口瘘的原则取决于吻合口瘘的位置、缺损大小、瘘发生后等待治疗的时间以及患者的生理状况。治疗策略包括保守治疗（包括严格限制经口进食、全身使用抗生素和适当引流）、内镜技术和手术探查。虽然没有共识指南，但治疗策略已经从积极的手术方式逐步转向更保守治疗和内镜干预。本章将概述食管切除术后瘘的有效治疗选择。

关键词：食管切除术；瘘；内镜治疗

根治性食管切除术为可能切除食管癌的患者提供了最高的治愈可能性。尽管围术期管理和手术技术的进步促进了术后并发症发病率和死亡率的降低，但术后吻合口瘘仍然是最可怕的并发症之一，并且仍然是引起术后死亡率的一个原因。据报道，食管切除术后吻合口瘘的发生率为 11.4%～21.2%，相关死亡率高达 7.2%～35%[1-3]。术后吻合口瘘的临床表现从临床无症状的病例到暴发性脓毒症和危及生命的疾病不等。2012 年，一项使用瑞典全国数据的研究报告称，术后吻合口瘘的死亡率为 18.2%，与未出现该并发症的患者相比，死亡率高出 3 倍[4]。

术后吻合口瘘的治疗方案仍然存在争议，即使在各个机构也缺乏标准化方案[5]。处理吻合口瘘的原则取决于吻合口瘘的位置、缺损大小、发生缝合口瘘后等待治疗的时间以及患者的生理状况。治疗策略包括保守治疗（包括严格限制经口进食、全身使用抗生素和适当引流），内镜技术和手术探查。虽然没有共识指南，但治疗策略已经从积极的手术方式逐步转向更保守治疗和内镜干预。

下面将综述术后吻合口瘘的有效治疗选择。

一、保守治疗

保守治疗的基本原则包括胃肠减压、充分引流、控制感染、营养支持。有必要对患者进行严格的进食管理，同时给予肠外或肠内营养（空肠造口术）1～3周（中位数）。应使用涵盖厌氧菌、革兰阴性和革兰阳性的广谱抗生素。除肺脓肿外，重要的是对心包、胸腔和纵隔收集的污染液体进行充分引流（通过手术或使用经皮导管），以防止感染的进一步传播。虽然可以使用外引流管来治疗吻合口瘘，但通常使用鼻胃（nasogastric，NG）管同时对管状胃进行减压，以尽量减少吻合部位瘘造成的持续污染。

二、内镜支架

内镜支架技术包括在食管腔内放置假体以覆盖缝合口缺损，直到组织愈合。随着生物材料的发展和完善，对于没有脓毒症症状或严重管状胃缺血的患者，内镜下放置支架成为治疗症状性渗漏的首选方法[6]。多年来，包括自膨胀塑料支架（self-expanding plastic stent，SEPS）和自膨胀金属支架（self-expanding metal stent，SEMS）在内的各种材料已被评估用于食管切除术后渗漏的治疗。这些支架通常在取出前放置2～4周，并在内镜下重新评估瘘的部位，以确定是否已经闭合。Boeckel 等在一项系统回顾中报道了各种类型支架的疗效和安全性[7]。85% 的患者取得临床治愈，不同支架类型间无显著差异（SEPS 为 84%，全覆盖 SEMS 为 85%，部分覆盖 SEMS 为 86%，$P = 0.97$）。支架放置时间最长的是接受 SEPS 的患者（8 周），其次是接受完全覆盖 SEMS 和部分覆盖 SEMS 的患者。对于组织迁移和组织过度生长这两个主要的并发症，全覆盖的 SEMS 确保了更有利的平衡。在部分覆盖的 SEMS 中发现组织过度生长的风险更高，而在 SEPS 中观察到更高的迁移风险。在治疗颈部近端瘘的手术中，失败的风险通常很高，这主要是由于在剩余食管中进行固定的困难以及由此产生的支架移位的倾向。此外，在食管括约肌附近放置支架可导致气道受损、异物感、疼痛和吸入性肺炎。其他并发症（例如，支架相关的出血和穿孔）可能是致命的，这促使研究者试图确定更好的方式 [8]。

三、内镜真空疗法

真空辅助闭合（vacuum-assisted closure，VAC）可作为替代传统伤口处理的一种选择。负压已经证明了它在治疗外部伤口方面的有效性，如压疮。负压治疗主要通过减少局部组织水肿、去除化脓性分泌物、增加局部灌注和促进肉芽组织形成来诱导愈合 [9]。内镜真空疗法（endoscopic vacuum therapy，EVT）应用于治疗食管切除术后瘘时有望产生类似的结果 [10]。在 EVT 中，在内镜下将连接鼻胃管的聚氨酯海绵放置在管腔或脓肿腔中。持续负压系统的应用导致间质水肿和细菌污染减少，组织灌注改善，健康肉芽组织快速形成，导致腔的大小逐渐减小（图 14-1 和图 14-2），最终完全闭合 [11]。

在此，我们详细描述了该技术，并介绍了我们的初步发现 [12]。EVT 应在确诊瘘的当天开始，如果有必要，可在 1 天后进行。在手术之前，根据缺陷大小确定合适尺寸的聚氨酯海绵（KCI, San Antonio, TX, USA）。鼻胃管（Levin, 16-Fr;Insung Medical, Seoul, Korea）在涂抹润滑凝胶后，将其插入单个鼻孔，然后使用抓钳将管子从口腔中取出。为了在聚氨酯海绵包裹鼻胃管的位置保持负压，将鼻胃管的尖端切割到最后一个侧孔，从而在鼻胃管的末端形成一个大孔。然后用 3-0 尼龙在三个点上将尺寸调整的聚氨酯海绵缝合到鼻胃管的尖端。抓住聚氨酯海绵，将内镜插入食管（图 14-3）。然后将聚氨酯海绵移动到腔内或空洞内（图 14-4）。如果可能的话，将海绵放置在伤口腔内，并根据内镜医师的估计对聚氨酯海绵进行塑形，以匹配伤口的精确尺寸（15～30mm）。如果有多个腔体太小，内镜无法进入，则可以放置海绵在食管腔内。Loske 等提出，海绵必须大于腔内参照物（直径 1.5～2 cm，长度 4～5 cm），因为海绵必须覆盖缺损 [13]。当连接电子真空装置时（KCI V.A.C.Freedom®, KCI USA Inc., San Antonio, TX, USA; 设置：-125mmHg，连续，高强度），开孔泡沫黏附在组织上。聚氨酯海绵每隔 3～4 天更换一次。更换海绵时，应仔细评估瘘部位周围的器官，并定期进行内镜检查，评估 EVT 期间肉芽组织生长模式，以避免 EVT 相关并发症。2012 年 5 月至 2018 年 4 月，22 例患者在笔者所在医院接受腔内或管腔内 EVT 治疗术后瘘 [12]。其中 19 例（86.4%）患者可以实现完全闭合。EVT 应

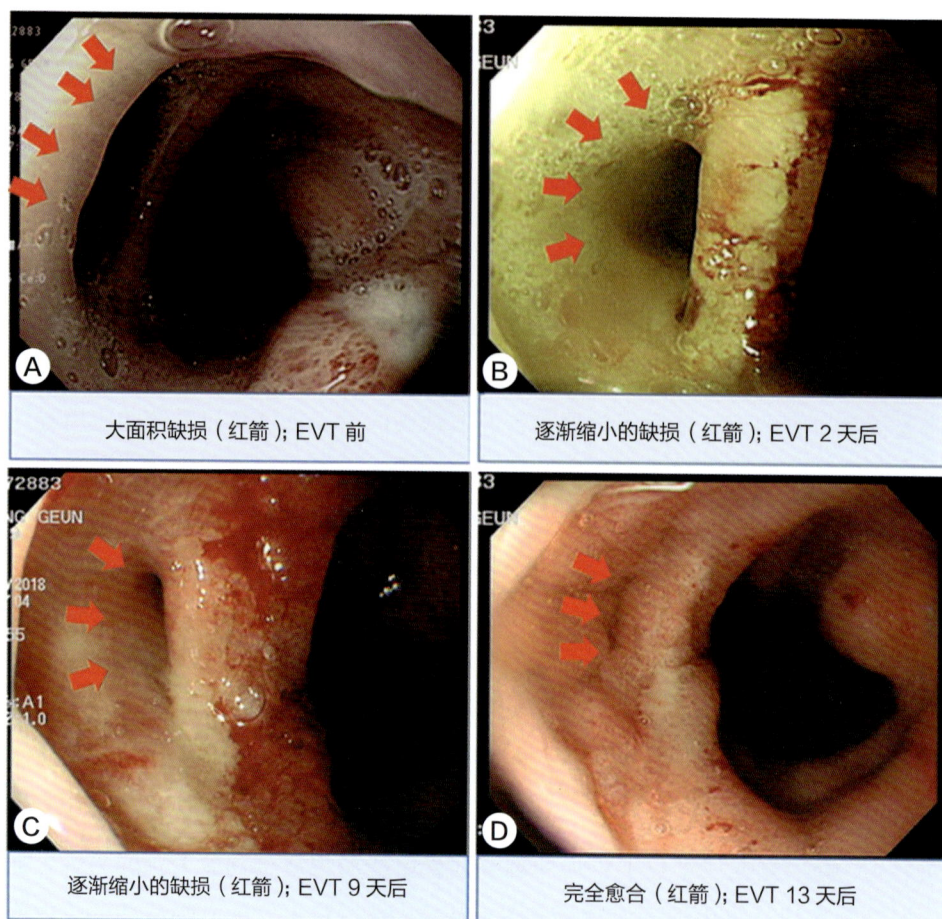

A 大面积缺损（红箭）; EVT 前	**B** 逐渐缩小的缺损（红箭）; EVT 2 天后
C 逐渐缩小的缺损（红箭）; EVT 9 天后	**D** 完全愈合（红箭）; EVT 13 天后

▲ 图 14-1 在内镜真空疗法期间，吻合口大面积缺损完全愈合

A. 初步诊断，吻合口周围有较大缺损；B 至 D. 内镜真空疗法（EVT），每隔 3～5 天定期更换海绵，实现完全愈合。箭示吻合口瘘

用的中位持续时间为 14 天（范围 2～103 天），使用 EVT 系统的中位数量为 3（范围 1～14 系统）。在使用 EVT 成功治疗的 19 例中，在治疗后的 15 天（中位数）经口进食成为可能。没有观察到术后瘘相关的死亡病例。

一项对 18 项已发表研究的 Meta 分析显示，EVT 的技术成功率和临床成功率高（分别为 97.1% 和 89.4%），不良事件率和死亡率低（分别为 13.6% 和 7.1%）[14]。近年来，EVT 已发展成为一种有价值的食管切除术后瘘的替代治疗方法，相应的创新引流材料也应运而生。新开发的开孔材料（如膜涂敷海绵和

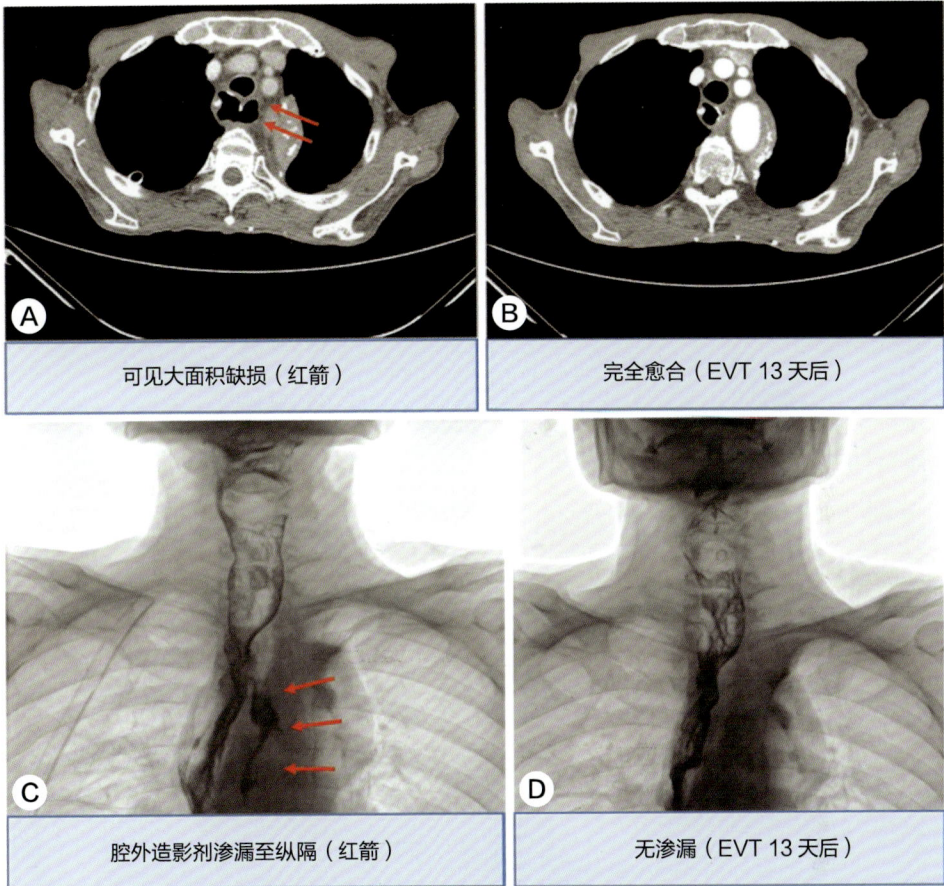

A	B
可见大面积缺损（红箭）	完全愈合（EVT 13 天后）

C	D
腔外造影剂渗漏至纵隔（红箭）	无渗漏（EVT 13 天后）

▲ 图 14-2　经内镜真空疗法治疗，吻合口大块缺损完全愈合。箭示吻合口瘘
A. 胸部计算机断层扫描（胸部 CT）观察到一大块缺损；B. 内镜真空疗法（EVT）后 13 天观察到完全愈合（胸部 CT）；C. 食管造影显示腔外造影剂渗漏至纵隔；D. EVT 后 13 天观察到完全愈合（食管造影）

小口径开孔膜引流管）黏附性较低，降低了严重出血的可能性。基于外套管原理的经认证和商用的引流系统已经被推广（Eso-SPONGE®, B. Braun Melsungen AG, Melsungen, Germany）[15]。然而，在亚洲仍然没有获批的医疗设备和新型开孔材料用于治疗食管瘘。希望日后工业界的合作伙伴会对这种疗法产生兴趣并加以推广，这将促使操作标准化和材料优化成为可能，而不是使用临时的、自制的材料。这也将使比较研究成为可能。

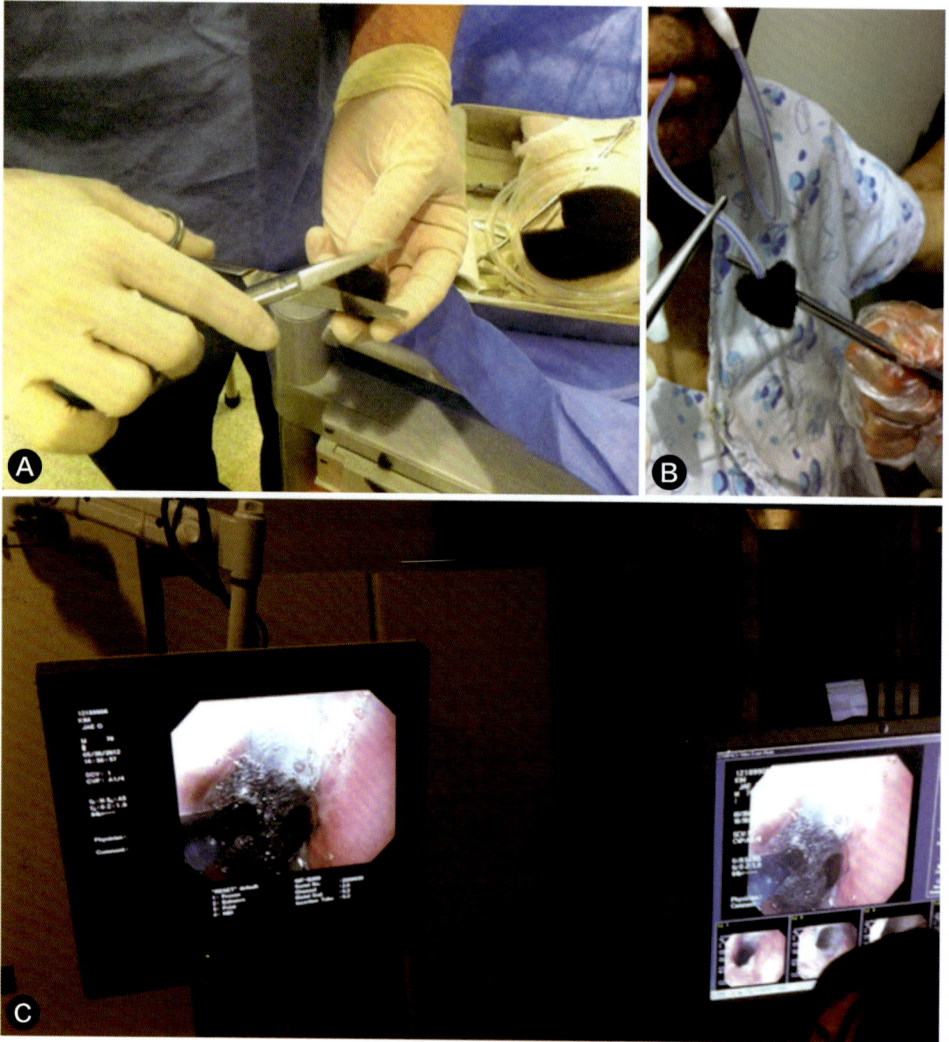

▲ 图 14-3　A. 调整海绵尺寸（孔径，400~600mm）；B. 应用润滑凝胶后将鼻胃管插入鼻孔，然后用镊子通过口腔取出；C. 使用抓钳抓取海绵，并使用标准前视内镜置入坏死腔

四、手术治疗

术后瘘的手术指征通常为患者量身定制，考虑吻合口瘘的位置、缺损的大小、瘘发生后的治疗时间，以及患者的生理状况。几项比较非手术治疗和手术干预的研究表明，根据患者是否接受手术探查或保守治疗，渗漏时间没有统计学上的显著差异[16,17]。通常考虑手术治疗的患者：①"早期瘘"的患者，瘘通

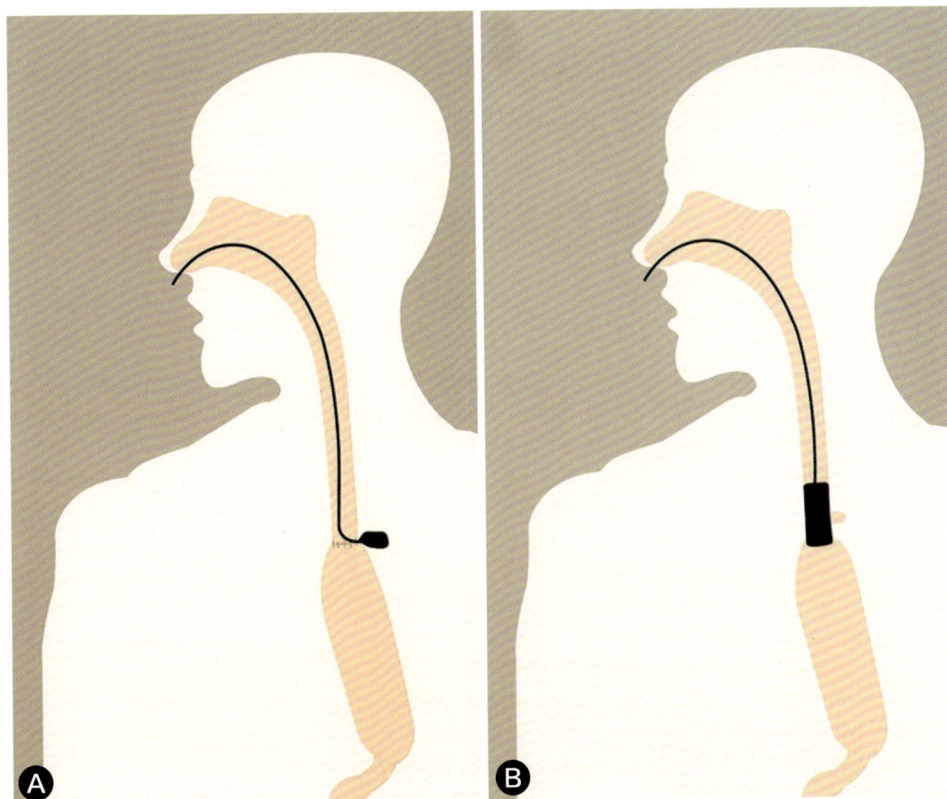

▲ 图 14-4　空洞内（**A**）和腔内（**B**）放置海绵的内镜真空疗法（**EVT**）示意

常不被遏制，导致胸膜腔全身性炎症和严重脓毒症；②内镜和（或）保守治疗失败后出现瘘的病例；③严重脓毒症患者[18]。手术选择包括通过清创和引流对缺损进行初步修复，以及通过立即或延迟重建固定管状胃。管状胃黏膜的生存能力是决定手术方式的一个重要因素，手术探查前的内镜评估是必要的。管状胃的弥漫性缺血和坏死通常无法修复，可能需要切除吻合口并临时建立颈部食管造口术。一旦完全恢复，可以通过移植结肠或空肠组织来恢复胃肠道的连续性。如果缺损是局部的，没有缺血或坏死，通常可保留管状胃并对缺损进行初级修复。如果发生胃底尖端局部缺血，则可切除坏死组织，立即重新缝合。

五、小结

瘘的表现和严重程度的多样性，以及现有治疗方法的多样性，都是优化治疗的挑战。一旦诊断或强烈怀疑食管切除术后发生术后瘘，应根据吻合口瘘的位置、缺损大小、瘘发生的时长和患者的生理状况，实施适合患者的治疗策略。

食管切除术后瘘的治疗已经从积极的手术干预转向保守治疗，最近内镜干预的应用（SEMS、EVT 等）越来越多。从现有资料来看，EVT 是可行、有效、安全的，在食管切除术后瘘的短期和长期治疗中均具有良好的临床效果。

参考文献

［1］ van Workum F, van der Maas J, van den Wildenberg FJ, Polat F, Kouwenhoven EA, van Det MJ, et al. Improved functional results after minimally invasive esophagectomy: intrathoracic versus cervical anastomosis. Ann Thorac Surg. 2017;103:267–73.

［2］ Schmidt HM, Gisbertz SS, Moons J, Rouvelas I, Kauppi J, Brown A, et al. Defining benchmarks for transthoracic esophagectomy: a multicenter analysis of total minimally invasive esophagectomy in low risk patients. Ann Surg. 2017;266:814–21.

［3］ Low DE, Kuppusamy MK, Alderson D, Cecconello I, Chang AC, Darling G, et al. Benchmarking complications associated with esophagectomy. Ann Surg. 2019;269:291–8.

［4］ Rutegård M, Lagergren P, Rouvelas I, Lagergren J. Intrathoracic anastomotic leakage and mortality after esophageal cancer resection: a population-based study. Ann Surg Oncol. 2012;19:99–103.

［5］ Schaheen L, Blackmon SH, Nason KS. Optimal approach to the management of intrathoracic esophageal leak following esophagectomy: a systematic review. Am J Surg. 2014;208:536–43.

［6］ Ong GKB, Freeman RK. Endoscopic management of esophageal leaks. J Thorac Dis. 2017;9:S135–45.

［7］ van Boeckel PG, Sijbring A, Vleggaar FP, Siersema PD. Systematic review: temporary stent placement for benign rupture or anastomotic leak of the oesophagus. Aliment Pharmacol Ther. 2011;33:1292–301.

［8］ Hindy P, Hong J, Lam-Tsai Y, Gress F. A comprehensive review of esophageal stents. Gastroenterol Hepatol. 2012;8:526–34.

［9］ Argenta LC, Morykwas MJ. Vacuum-assisted closure: a new method for wound control and treatment: clinical experience. Ann Plast Surg. 1997;38:563–76.

［10］ Loske G, Schorsch T, Müller C. Endoscopic vacuum sponge therapy for esophageal defects. Surg Endosc. 2010;24:2531–5.

［11］ Kuehn F, Schiffmann L, Rau BM, Klar E. Surgical endoscopic vacuum therapy for anastomotic leakage and perforation of the upper gastrointestinal tract. J Gastrointest Surg. 2012;16:2145–50.

［12］ Jeon JH, Jang HJ, Han JE, Park YS, Seong YW, Cho S, et al. Endoscopic vacuum therapy in the management of postoperative leakage after esophagectomy. World J Surg. 2020;44:179–85.

［13］ Loske G, Schorsch T, Muller C. Intraluminal and intracavitary vacuum therapy for esophageal leakage: a new endoscopic minimally invasive approach. Endoscopy. 2011;43:540–4.

［14］ Aziz M, Haghbin H, Sharma S, Weissman S, Saleem S, Lee-Smith W, et al. Safety and effectiveness of endoluminal vacuum-assisted closure for esophageal defects: systematic review and meta-analysis. Endosc Int Open. 2021;9:E1371–80.

［15］ Loske G, Muller CT. Tips and tricks for endoscopic negative pressure therapy. Chirurg. 2019;90:7–14.

［16］ Lee DH, Kim HR, Kim SR, Kim YH, Kim DK, Park SI. Comparison of clinical outcomes after conservative and surgical treatment of isolated anastomotic leaks after esophagectomy for esophageal cancer. Dis Esophagus. 2013;26:609–15.

［17］ Guo J, Chu X, Liu Y, Zhou N, Ma Y, Liang C. Choice of therapeutic strategies in intrathoracic anastomotic leak following esophagectomy. World J Surg Oncol. 2014;12:402.

［18］ Famiglietti A, Lazar JF, Henderson H, Hamm M, Malouf S, Margolis M, et al. Management of anastomotic leaks after esophagectomy and gastric pull-up. J Thorac Dis. 2020;12:1022–30.

下篇　其　他

Others

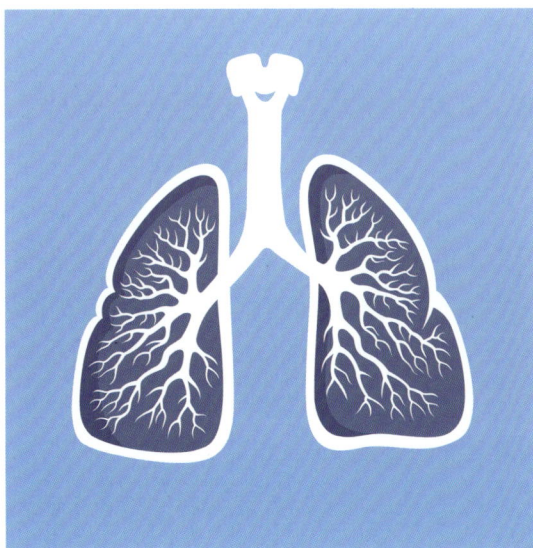

第 15 章 电视辅助胸腔镜胸腺切除术：经胸腔入路

Video-Assisted Thoracoscopic Surgery Thymectomy: Transpleural Approach

In Kyu Park 著

摘　要：胸腺切除术有多种微创手术入路，其中经胸腔入路的电视胸腔镜辅助手术优势明显。在这种入路中，胸腺切除术可由胸廓任意一侧进入。胸外科医生应该非常熟悉手术流程、区域解剖以及成功切除胸腺的手术策略。本章将着重讨论经胸腔入路胸腺切除术的细节。

关键词：胸腺切除术；电视辅助胸腔镜手术；重症肌无力；胸腺肿瘤

胸腺切除术可用于治疗各种胸腺疾病，如胸腺良性肿瘤、恶性肿瘤和重症肌无力。胸腺切除术的范围是根据疾病情况量身定做的。其中，恶性肿瘤建议采用全胸腺切除术[1]。对于良性肿瘤和高度选择的早期胸腺瘤的患者，则考虑可以行部分胸腺切除术[2]。对于重症肌无力患者，推荐行包括根治性切除异位胸腺组织在内的胸腺扩大切除术[3]。

采用胸外侧入路的电视辅助胸腔镜手术（video-assisted thoracoscopic surgery，VATS）是胸腺切除术的一种有效方法。术者可以选择单侧入路或双侧入路来完成手术及完整切除肿瘤的目标。在特定情况下，额外的颈部切口、胸骨上切口或剑突下切口可能会有所帮助。

对于常规的切除手术以及微创胸腺肿瘤手术中的一些原则，全球已达成共识[4,5]。术者在进行 VATS 胸腺切除术之前，应熟悉这些指南。

一、步骤和技术

（一）麻醉

一般采用双腔气管插管全麻。选择性的 CO_2 充气提供了良好的手术视野和操作空间。单腔气管插管和控制通气也可以与 CO_2 充气联合使用。在深度镇静下，使用或不使用喉罩的非插管全身麻醉可以用于简单的手术[6]。

（二）患者体位及术者站位

最常用的患者体位是 30° 半仰卧位。患者取仰卧位，在同侧胸部下方放置一个体位垫[7,8]。将同侧手臂外展或置于胸部下方，显露腋窝区域。如果计划采用双侧入路，则对侧手臂也以同样的方式放置。手臂摆放应当不干扰手术器械的操作，特别是那些需要通过腋窝区域插入的器械。但是，也要注意不要过度伸展患者肩部。

在站位上，术者和助手应同站在患者的一侧，而洗手护士站在对侧（图 15-1）。也可以采用与常规肺部手术一样的侧卧位。

（三）器械

手术需要使用到内镜器械和 5mm 的 30° 电视胸腔镜。有血管阻断功能的能量器械在纵隔组织的解剖和小血管的阻断方面比电灼器械更方便。在某些情况下，结扎锁或吻合器也是必要的。

（四）切口位置

切口的数目取决于个人的习惯。单孔、双孔及三孔手术方案都是安全且有效的[7,9]。相较于单孔手术方案，多孔方案只需增加 3mm 或 5mm 的小切口，这不会明显增加患者组织损伤或者术后疼痛。

在进行三孔手术时，主要的手术

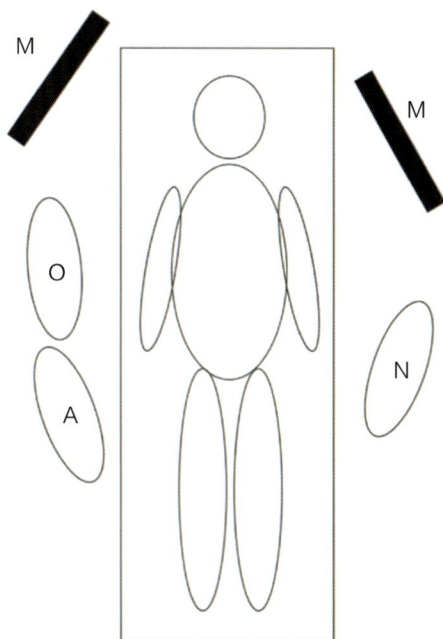

▲ 图 15-1　人员和显示器位置
O. 术者；A. 助手；N. 洗手护士；M. 电视显示器

操作可以通过 5mm 切口进行，切除的组织可以通过适当延长后的切口取出。在双侧胸腔入路手术中，一般采取同侧 3 个 5mm 切口的方案进行前期的单边操作，通过对侧切口取出切除的组织。

第一个切口一般取在腋中线第 5 肋间或第 6 肋间。在单肺通气人工气胸后，向胸膜腔内置入 5mm 穿刺器。此时需要通过胸腔镜探查可能存在的胸腔粘连，然后以不超过 8mmHg 的压力开始充入 CO_2 气体。在胸腔镜的指引下，将其他的穿刺器通过腋前线第 3 肋间或第 4 肋间以及锁骨中线第 5 肋间或第 6 肋间的切口置入胸膜腔。根据术者的习惯或者术中的情况，任意器械都可以通过任意一个切口进入。一般情况下，胸腔镜镜头从较低位的切口进入（图 15-2）。在左侧进胸的手术入路中，应最先置入位置较高的穿刺器以避免心脏损伤。在手术结束时，可根据切除组织的大小延长扩大其中一个切口。在单孔手术方案中，取腋前线第 4 肋间或第 5 肋间做一个 2~3cm 的切口 [9,10]。双孔方案一般在腋前线第 3 肋间增加一个切口。

切口的位置应当根据具体案例中胸腺切除的范围及个体解剖特点来进行调整。

（五）胸腺切除术

对于胸腺切除手术的每个步骤，术者应当了然于胸。胸腺切除术的第一步是分辨胸腺解剖标志以及胸腺病理，然后制订出这个病例的手术方案。在侧方入路中，前纵隔的重要解剖标志有：胸骨腹侧、胸廓内静脉头侧、膈神经背侧以及膈肌尾侧。沿着这些结构打开纵隔胸膜。一般从下向上进行分离操作。主

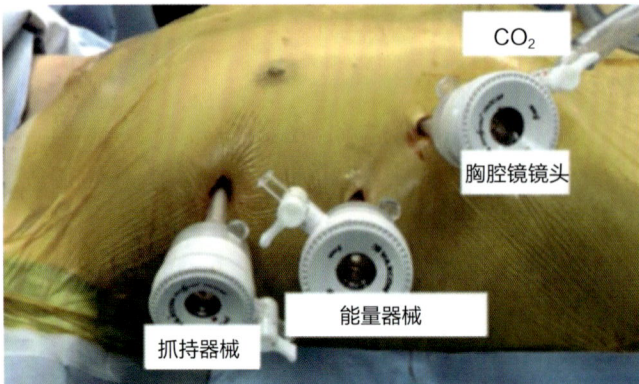

◀ 图 15-2 三孔手术中的切口位置

在第 4 肋间和第 6 肋间将 5mm 穿刺器置入 3 个孔。根据术者的习惯和术中情况，任意器械都可以通过任何孔插入。将同侧手臂置于胸部下方

要步骤从分离胸骨下方以扩大操作空间开始。在尽可能地切除胸腺周围脂肪组织的同时，也要注意保护膈神经，尤其是在重症肌无力患者的手术过程中。

根据胸廓内静脉的位置，我们可以轻松地辨别出无名静脉（图 15-3）。可以将胸廓内静脉分离结扎，以便更好地显露胸腺上极。胸腺内的静脉应当被完整解剖分离出来，而且在分离操作之前就应该区分出远侧的左无名静脉，特别是使用血管阻断能量器械操作时，要避免损伤左无名静脉。从任一侧入路只能辨认出对侧膈神经的上部（图 15-4），单侧胸腔入路则不可能完全剥离对侧膈肌脂肪组织。因此，对于重症肌无力患者的胸腺扩大切除术，应采用双侧入路。在双侧入路策略中，一般优先选择从右侧置入 3 个 5mm 穿刺器进行手术。由于左侧膈肌位置较低及心脏的阻挡，分离左侧膈肌脂肪组织相对来说比较困难，因此在右侧进行组织分离操作时，应尽可能地往对侧膈肌进行解剖。

每当遇到肿瘤与邻近结构的致密粘连时，应尝试整块切除。在电视辅助胸腔镜胸腺切除术中，可以较为轻松的切除肺、心包或膈神经等组织。但是，难以通过 VATS 切除如大血管和胸壁等其他一些组织结构。如果术前制订手术方案时需要切除以上组织，术者应做好中转开胸手术的准备。

对于胸腺恶性肿瘤建议行淋巴结清扫术[5]。胸腺周围、血管前和膈上淋巴结应常规清扫。如果肿瘤侵犯其他组织（≥ T_2），应清扫气管旁（右侧入路）（图 15-5）或主动脉旁淋巴结（左侧入路）（图 15-6）[11]。

胸腺切除术完成后，可以通过一个切口置入一个小口径引流管。如果预估

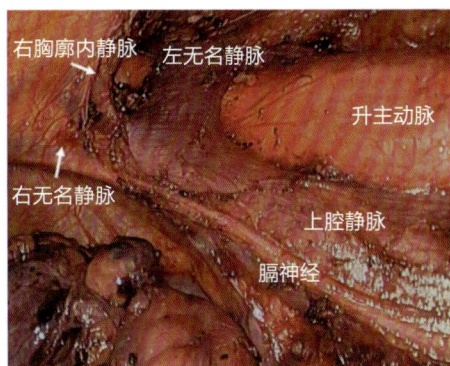

▲ 图 15-3　右侧入路的重要解剖结构

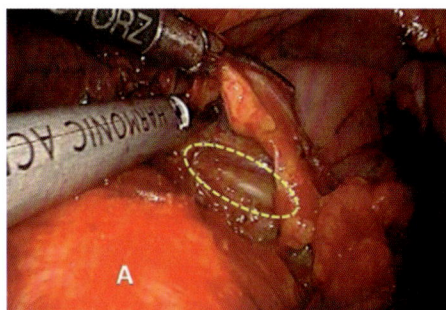

▲ 图 15-4　右侧胸腔入路中，抬高左纵隔胸膜，升主动脉的上方可以看见左膈神经的上部（黄色虚线圈）
A. 升主动脉

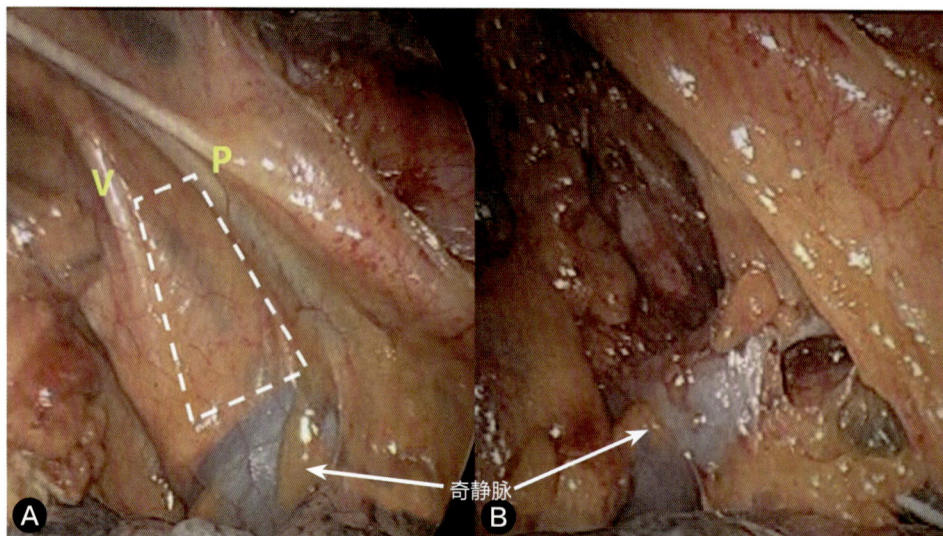

▲ 图 15-5　**A.** 右侧入路可达右侧气管旁区域（白色虚线框）；**B.** 右侧气管旁淋巴结清扫可在奇静脉上方和下方进行

V. 迷走神经；P. 膈神经

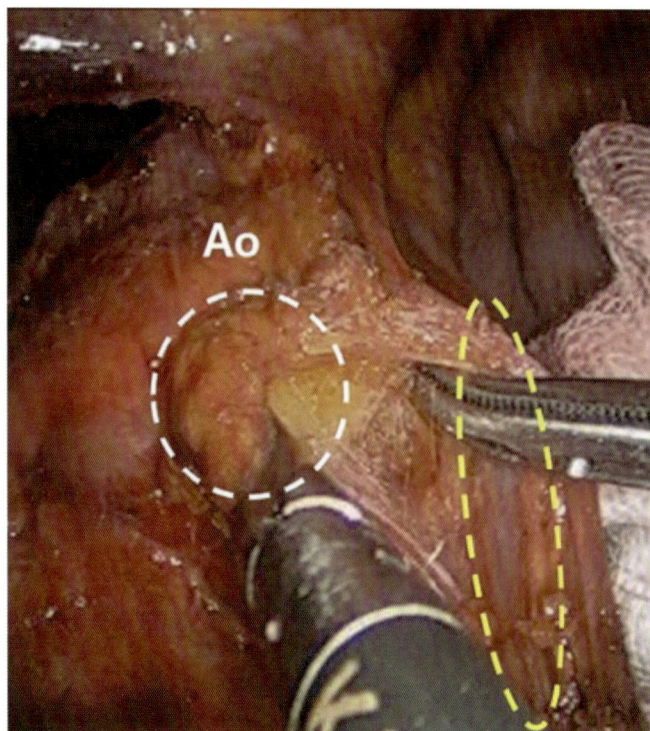

◀ 图 15-6　主动脉旁淋巴结（白色虚线圈）位于左侧心包膈神经血管束（黄色虚线圈）下方

Ao. 主动脉弓

不会有出血，可以不放置引流管。在双侧胸腔入路中，通常在其中一侧置入一根引流管就足够了。

（六）标本处理

在切除过程中，对标本以及患者体内的特定区域进行标记是十分重要的。这能让我们更准确地定位标本以及潜在的重点关注区域。在患者体内的标记，便于我们与肿瘤放射科医生就可能需要解决的特定问题进行沟通。与病理科医生就标本的定位进行明确的沟通，以便准确地确定切除范围边界及辅助放疗的边缘和靶区[5]。

二、小结

熟悉手术流程、精确的术前评估、精准的手术规划以及精细的操作，是成功进行电视辅助胸腔镜胸腺切除术的必要条件。

参考文献

［1］ Girard N, Ruffini E, Marx A, Faivre-Finn C, Peters S, ESMO Guidelines Committee. Thymic epithelial tumours: ESMO clinical practice guidelines for diagnosis, treatment and follow-up. Ann Oncol. 2015;26(Suppl 5):v40–55.

［2］ Narm KS, Lee CY, Do YW, et al. Limited thymectomy as a potential alternative treatment option for early-stage thymoma: a multi-institutional propensity-matched study. Lung Cancer. 2016;101:22–7.

［3］ Jaretzki A 3rd. Thymectomy for myasthenia gravis: analysis of controversies: patient management. Neurologist. 2003;9:77–92.

［4］ Toker A, Sonett J, Zielinski M, Rea F, Tomulescu V, Detterbeck FC. Standard terms, definitions, and policies for minimally invasive resection of thymoma. J Thorac Oncol. 2011;6(7 Suppl 3):S1739–42.

［5］ Detterbeck FC, Moran C, Huang J, et al. Which way is up? Policies and procedures for surgeons and pathologists regarding resection specimens of thymic malignancy. J Thorac Oncol. 2011;6(7 Suppl 3):S1730–8.

［6］ Liu Z, Yang R, Sun Y. Nonintubated uniportal thoracoscopic thymectomy with laryngeal mask. Thorac Cardiovasc Surg. 2020;68:450–6.

［7］ Bleetman D, West D, Teh E, Internullo E. Video-assisted thoracoscopic thymectomy. Ann Cardiothorac Surg. 2015;4:556–7.

［8］ Nakagiri T, Inoue M, Shintani Y, et al. Improved procedures and comparative results for video-assisted thoracoscopic extended thymectomy for myasthenia gravis. Surg Endosc. 2015;29:2859–65.

［9］ Ooi A, Sibayan M. Uniportal video assisted thoracoscopic surgery thymectomy (right approach). J Visc Surg. 2016;2:13.

［10］ Ooi A, Qiang F. Uniportal video assisted thoracoscopic surgery thymectomy (left approach). J Visc Surg. 2016;2:12.

［11］ Hwang Y, Park IK, Park S, Kim ER, Kang CH, Kim YT. Lymph node dissection in thymic malignancies: implication of the ITMIG lymph node map, TNM stage classification, and recommendations. J Thorac Oncol. 2016;11:108–14.

第 16 章　电视辅助胸腔镜胸腺切除术：剑突下入路

Video-Assisted Thoracic Surgery Thymectomy: Subxiphoid Approach

Sukki Cho　著

摘　要：剑突下单孔胸腔镜胸腺切除术可用于所有前纵隔肿瘤，也可用于肺癌患者。患者取仰卧位，术者位于正中线。在剑突下方一横指的位置，沿水平方向切开皮肤 4~5cm。在双肺通气下，注入 CO_2，保持 10mmHg 压力。使用可弯曲的抓钳和能量器械，从胸骨和心包两侧膈神经之间切除脂肪组织和胸腺组织。用标本袋取出肿块后，插入 Jackson–Pratt 引流管，而不是普通胸管。这种手术的优点之一是术后疼痛较经肋间胸腔镜术式更轻。剑突下入路可用于双侧气胸、双侧肺转移病灶切除术和双上肺叶及右中肺叶的单纯肺叶切除术。

关键词：胸腺切除术；剑突下；电视辅助胸腔镜手术；单孔

前纵隔肿瘤的微创手术入路包括双侧肋间、颈部和剑突下入路。肋间入路最早由 Landreneau 等 [1] 于 1992 年首次实施，现在是最常用的入路。颈部入路最早由 Cooper 等 [2] 于 1988 年开创，但在韩国没有进一步报道过这种入路的使用。剑突下入路最早由 Kido 等 [3] 于 1999 年首次应用，后来由 Suda 等 [4] 进一步完善。本章将详细介绍通过剑突下入路进行前纵隔肿瘤的单孔胸腔镜胸腺切除术，以期帮助初学者能够安全地开展这种手术。

一、适应证

这种方法适用于几乎所有的前纵隔肿瘤，但有血管侵犯的肿瘤除外（尤其是侵袭性胸腺瘤）。漏斗胸、心脏扩大和大肿瘤（＞5cm）是手术相对禁忌证。除了前纵隔肿瘤，这种入路也非常适合有淋巴结转移到内乳链或心膈角的肿瘤。一些术者已使用这种技术进行肺癌手术，但在笔者看来，这样做还为时尚早，因为这与传统的胸腔镜手术类似，进行双下肺叶切除术和隆突下淋巴结清扫非常困难。

二、剑突下区解剖

前纵隔位于胸骨体的后方和心包前壁的前方（图 16-1）。它包含疏松的结缔组织、纵隔脂肪和胸腺。

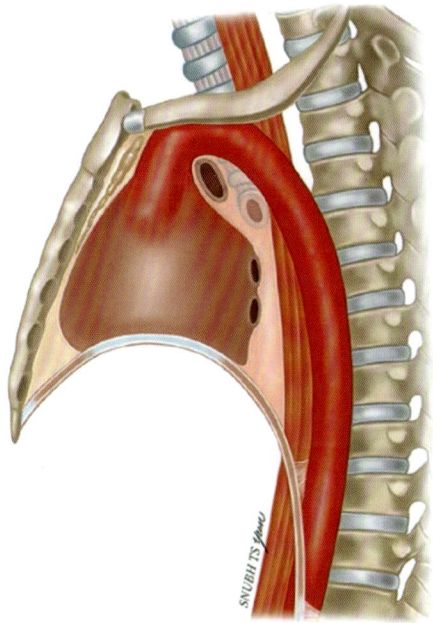

▲ 图 16-1　纵隔
前纵隔位于胸骨体和心包之间

三、具体步骤

（一）麻醉

因为不需要单肺通气，原则上使用单腔气管插管即可。但是，如果肿瘤较大或怀疑有肺部感染时，使用双腔气管插管则更为方便。由于在手术过程中或肿瘤切除时，CO_2 充气可能会导致 CO_2 潴留和心脏损害，需要加强动脉监测。若手术时间不长，切除部位没有侵犯血管的情况下，则不需要插入 Foley 导管或对股静脉、颈静脉或锁骨下静脉进行深静脉置管。

（二）手术体位

因为扶镜手需在中线位置上（图 16-2），手术体位应首选截石位。因为在某些情况下可能需要行胸骨劈开，铺巾时应该注意患者双臂的位置，必须显露其上腹部、胸骨和两侧的腋中线。

（三）手术器械

1. 切口保护套。

2. 单孔多通道型穿刺器。

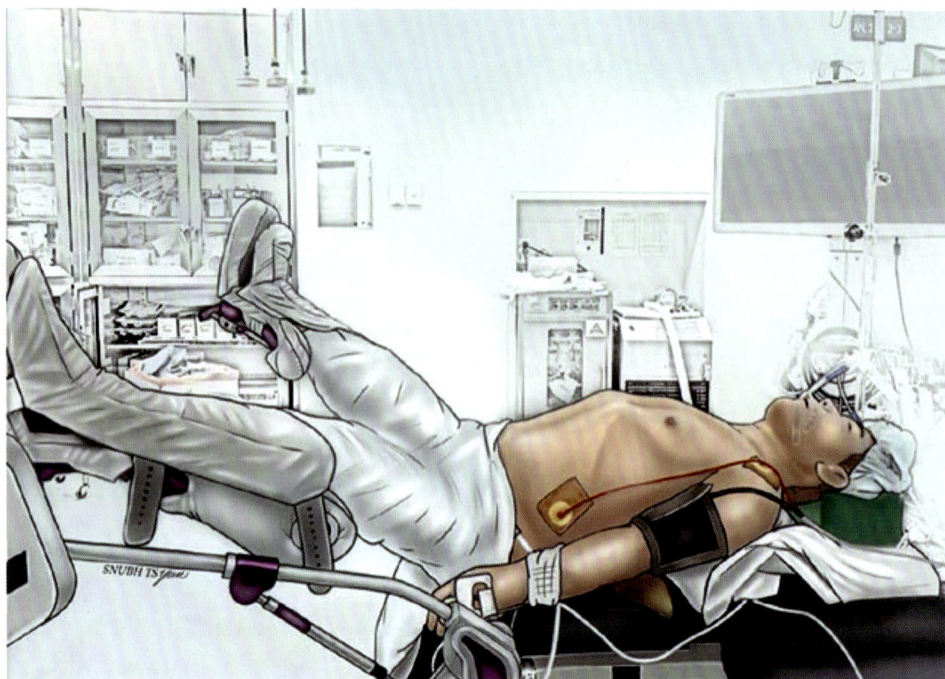

▲ 图 16-2　患者体位
最好采用截石位，术者站在患者的双腿之间

3. 30° 胸腔镜（5mm 或 10mm）。

4. 抓钳（5mm），越长越好（＞ 30cm）：多关节的抓钳最佳。

5. 能量器械：Ligasure、Harmonic 超声刀都是可以的，如果有马里兰头则更佳，并且应尽可能长（＞ 35cm）。

6. 中号或大号的标本取出袋。

（四）切口和切口保护套置入

1. 切口（图 16-3）

在剑突下方一个拇指宽度处，水平切开 4～5cm 的皮肤切口。手术开展初期，最好确保切口足够长，然后随着经验积累，切口大小可以逐渐减小。皮肤切口有两种方法：垂直和水平。垂直切口的优点是可以不切断腹直肌，如果需同时行胸骨劈开术，则可沿着垂直皮肤切口顺延。水平切口的优点是它在侧面的扩展更好，从而减少了单孔内器械之间的相互干扰。因此，应根据具体情况选择垂直或水平切口。

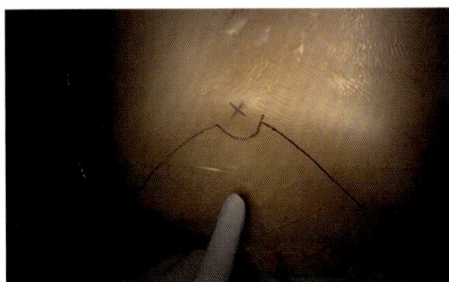

▲ 图 16-3　皮肤切口
在剑突下方作一长约 5cm 的水平切口

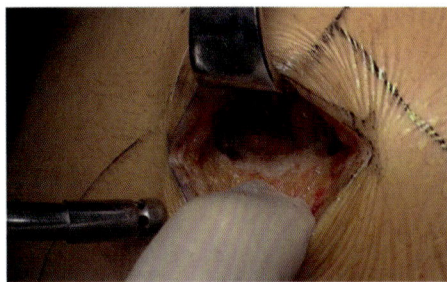

▲ 图 16-4　置入切口保护套前，水平切开腹直肌约 1cm，然后在剑突下方进一步 360° 解剖

2. 切口保护套置入

找到剑突后，腹直肌两侧各切开约 1cm，并在剑突下方进一步 360° 解剖（图 16-4）。像胸骨劈开术一样用食指在胸骨下方进行充分的钝性游离。置入切口保护套后，在胸腔镜引导下使用单极电刀进一步解剖剑突下区域。然后开始 CO_2 充气，压力保持在 10mmHg（图 16-5）。选择多通道型穿刺器的位置和器械通道的位置非常重要。打开双侧胸膜，双肺通气，同时维持 CO_2 压力在 10mmHg 左右（图 16-6）。

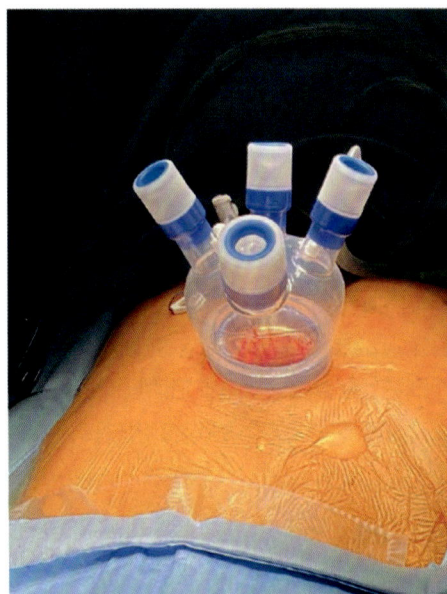

▲ 图 16-5　放置切口保护套后，置入多通道型穿刺器并开始 CO_2 充气，保持 10mmHg

（五）胸腺切除术

当剑突下入路有足够的空间时，下一步就是从胸骨周围游离出胸腺组织。胸腺两侧的边界为双侧胸廓内静脉，紧贴胸骨向上游离。尽可能远地打开纵隔胸膜，到达两侧胸廓内静脉汇入无名静脉处。确认没有出血后，再次切除胸腺和心包脂肪以及切口入口处的胸膜脂肪。如果存在重症肌无力（myasthenia gravis，MG），则需要更完整的切除。在切除过程中，必须检查两侧膈神经的走向（图 16-7）。需要注意的是，如果怀疑胸腺肿瘤已侵犯周围器官，则应尽可能将它们一起切除。探查发现双肺都发

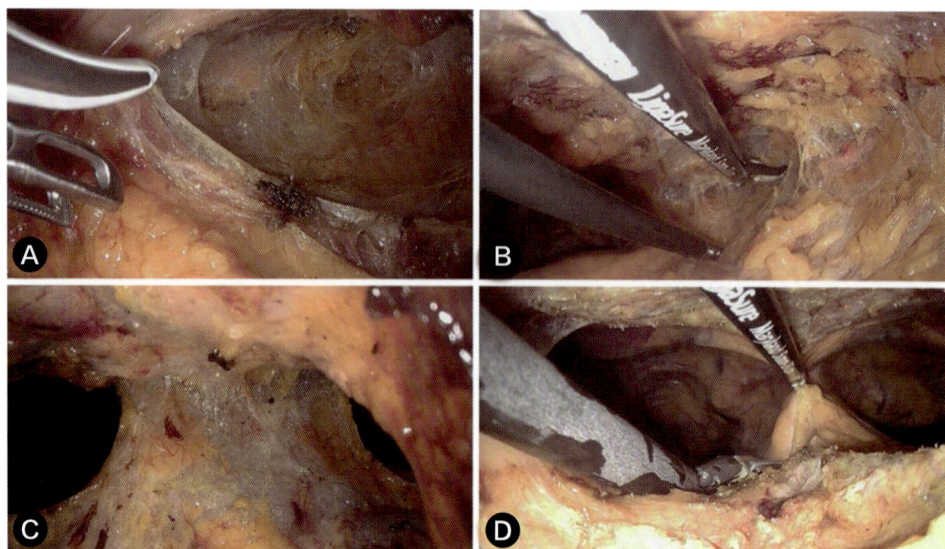

▲ 图 16-6　打开胸膜

A. 使用能量器械切开胸骨下组织；B. 打开右侧胸膜；C. 打开左侧胸膜；D. 切开胸骨下胸腺组织

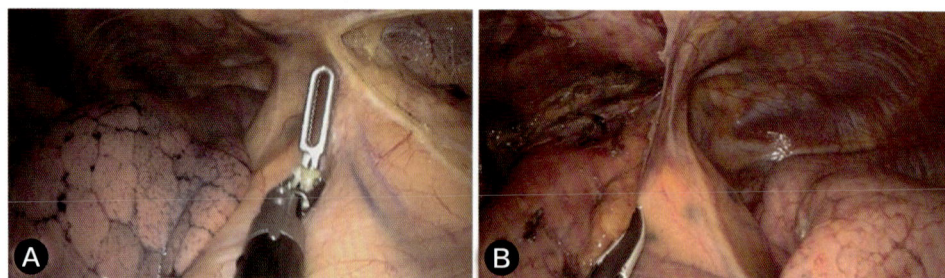

▲ 图 16-7　膈神经

A. 右膈神经；B. 左膈神经

生粘连或侵犯时，宜使用胸腔镜将其完整切除，而不是仅仅切除肿块。当看到无名静脉时，将胸腺组织抬起，向上游离，同时解剖静脉前方的组织。该区域没有血管分支，所以游离血管没有什么困难。接下来，游离左上极。这样做的原因是如果术者是右利手，从经验上看似乎更安全。此外，由于左上极比右上极大，可以将切除左上极看作手术需游离最远的地方。术中，小血管分支可以夹闭，但这一步骤可能会根据所使用的能量器械不同而有所不同。通常由于使用 CO_2 充气，因此术中可能会忽略一些小出血灶，但在手术结束关闭 CO_2 时可能会出血；因此，我建议尽可能使用血管夹。胸腺左上极从无名静脉顶部切除后，向右进行，游离气管前方组织，并从头臂干前方切除右上极。

在全胸腺切除术后，通过其中一个通道置入一个标本袋，然后取出胸腺包括肿块和相邻的脂肪组织。需要注意的是，如果肿瘤较大、质硬，则它会在通过狭窄空间取出时压迫心脏；因此，取出时，应同时仔细观察患者的血压和心律。

在取出肿瘤后观察手术野时，暂时关闭 CO_2，如果有血管未达到确切止血时，则可见出血灶。在没有出血的情况下，根据胸腺疾病的术中情况，建议在单肺通气下检查有无胸膜转移。无须插入胸管；此时插入 Jackson-Pratt（J-P）引流管，并逐层关胸（图 16-8）。

（六）术后管理

手术后立即在手术室完善胸部正位 X 线片，以确定是否有气胸。如果有气胸，可以通过 J-P 引流管负压吸引直到无漏气。术后第 1 天，需观察引流量和颜色。如果没有乳糜胸且引流量少于 200ml，则拔除 J-P 引流管。除非患者患有重症肌无力，否则不需要特殊药物治疗，包括镇痛药。

四、优势

这种方法的一个优点是它可以减少由于损伤无名静脉而引起的出血，由于视野良好，不需要开放手术即可成功止血的概率非常高。此外，当剑突下入路难以进行时，不改变患者的体位就能非常容易地中转正中胸骨劈开术。

在单侧 VATS 方法中，如果有胸膜粘连，几乎所有粘连都必须游离，并且由于游离粘连引起的肺损伤，肺漏气通常很严重。与之相比，剑突下入路不会

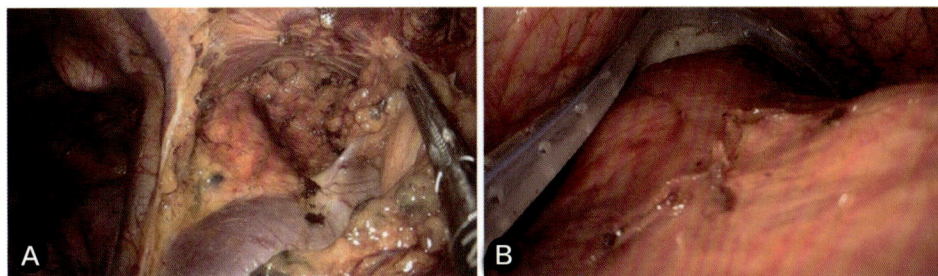

▲ 图 16-8　胸腺切除术
A. 切除两个胸腺上极；B. 取出肿块后放置 Jackson-Pratt 引流管

造成肺损伤，只需少量的粘连松解就能提供手术区域的足够视野；因此，不需要插入胸管。

术后疼痛也是单侧 VATS 术后不可避免的并发症。然而，剑突下入路比单侧入路 VATS 术后疼痛明显减轻，因为手术器械不会损伤肋间神经，并且没有切开肋间肌或其他胸部肌肉。

五、缺陷

在狭窄的空间内进行操作需要特殊的器械。在 VATS 手术中使用的大多数器械都是直的，因此对于胸骨异常凹陷的患者来说，手术非常困难。虽然能量器械主体是直的，但其尖端的弯曲并不会造成使用不便。因此，拥有多关节的器械可能更加实用。由于需要维持 CO_2 充气的压力，不能自由地使用吸引器抽吸。而且需要关注 CO_2 的压力和流量，避免心脏和肺部受损的风险。

六、小结

在不久的将来，剑突下入路可以应用于双侧气胸、双侧肺转移灶切除术（特别是对于双上肺叶的转移灶）和双上肺叶及右中肺叶的简单肺叶切除术。

参考文献

[1] Landreneau RJ, Dowling RD, Castillo WM, Ferson PF. Thoracoscopic resection of an anterior mediastinal tumor. Ann Thorac Surg. 1992;54:142–4.

[2] Cooper JD, Al-Jilaihawa AN, Pearson FG, Humphrey JG, Humphrey HE. An improved technique to facilitate transcervical thymectomy for myasthenia gravis. Ann Thorac Surg. 1988;45:242–7.

[3] Kido T, Hazama K, Inoue Y, Tanaka Y, Takao T. Resection of anterior mediastinal masses through an infrasternal approach. Ann Thorac Surg. 1999;67:263–5.

[4] Suda T, Sugimura H, Tochii D, Kihara M, Hattori Y. Single-port thymectomy through an infrasternal approach. Ann Thorac Surg. 2012;93:334–6.

第 17 章 机器人辅助胸腺切除术

Robot-Assisted Thoracic Surgery Thymectomy

Samina Park 著

摘 要: 近年来,机器人辅助胸腺切除术应用于临床,并已被证明在治疗胸腺肿瘤和重症肌无力方面是安全和可行的。同时,机器人技术的手术适应证逐渐扩大,其优点包括良好的手术视野和精细的操作。本章将总结机器人辅助胸腺切除术的技术要点、注意事项和效果。

关键词: 机器人手术;胸腺切除术;微创手术;胸腺肿瘤;重症肌无力

微创胸腺切除术已经成为胸骨正中劈开胸腺切除术的替代方法。微创胸腺切除术已经广泛地使用胸腔镜手术 [1-4]。自从 Ashton 等 [5] 于 2003 年首次报道了机器人胸腺切除术以来,它已经成为胸腺上皮肿瘤(thymic epithelial tumor,TET)和重症肌无力(myasthenia gravis,MG)[6-9] 的广泛认可且有效的手术方式。从手术效果的角度来看,机器人胸腺切除术显示出了良好的安全性和围术期效果,与胸骨正中劈开术式在肿瘤生存和神经功能改善方面具有可比性 [1,2,9-11]。机器人胸腺切除术通常通过胸外侧或剑突下入路进行 [12-15]。机器人手术的技术进步扩大了机器人胸腺切除术的适应证 [12]。此外,单孔或单操作孔也可用于治疗前纵隔肿瘤 [16-18]。本章将系统总结机器人胸腺切除术的技术细节、注意事项和效果。

一、外科解剖学

胸腺是位于上纵隔前部,延伸至前纵隔的淋巴器官,由疏松结缔组织覆盖的两个叶组成。胸腺位于胸骨和颈带状肌后方,心包、无名静脉、上腔静脉、升主动脉、主动脉弓的前方。它通过甲状腺韧带与甲状腺的下极相连。在侧面，膈神经和纵隔胸膜沿着双侧的胸腺外侧走行。胸腺动脉主要包括：①起自胸廓内动脉和心包膈动脉的胸腺外侧动脉；②起自甲状腺下动脉的胸腺上动脉；③起自主动脉或头臂干的胸腺后动脉。胸腺静脉包括：①胸腺后静脉回流至无名静脉；②小分支回流至甲状腺下静脉、胸廓内静脉和上腔静脉。淋巴管引流至胸骨旁、头臂干旁和气管支气管旁淋巴结。

二、适应证

全胸腺切除术主要适用于 TET 和 MG[19-20]。根据医学中心经验，机器人胸腺切除术可以将心包、肺、膈神经和无名静脉在内的器官安全地完整切除。然而，侵犯胸壁或大血管的晚期胸腺肿瘤和巨大肿瘤（超过 8cm）被认为是机器人胸腺切除术的禁忌证[15, 21]。

三、步骤

（一）经剑突入路机器人胸腺切除术

在剑突下入路的基础上使用机器人技术可以最大限度地发挥剑突下入路的优势，即使在晚期肿瘤中，也可以实现精细的解剖和安全的操作。自从 Suda 等[22] 报道了经剑突入路机器人胸腺切除术（robotic thymectomy via the subxiphoid approach，RTX）以来，剑突入路已显示出在胸腺切除术中的几大优势，包括：①双侧胸腺上极和双侧膈神经的良好视野；②不撑开肋间隙而导致的轻微疼痛；③出色的美容效果[4, 14, 23, 24]。下面将介绍 RTX 的详细步骤。

1. 准备

胸腺切除术常规使用双腔气管插管，但单肺通气仅选择性应用于同时进行肺切除术和（或）由于大肿瘤引起的膈神经移位的病例。无须中心静脉置管。患者取仰卧位，背部垫 10cm 厚的垫子，双臂外展，以防止干扰机器臂的运动（图 17-1）。手术台无须倾斜，患者无须头高足低位。不使用额外的器械来抬高胸骨。图 17-2 显示了三臂 RTX 的典型切口位置。在剑突下方做一个 3～4cm 的纵向切口。切开白线，切除部分剑突，以扩大剑突下间隙并减少机械臂与胸骨之间的碰撞。在助手向上抬起胸骨以确保胸骨和心包之间有足够空间的同时，

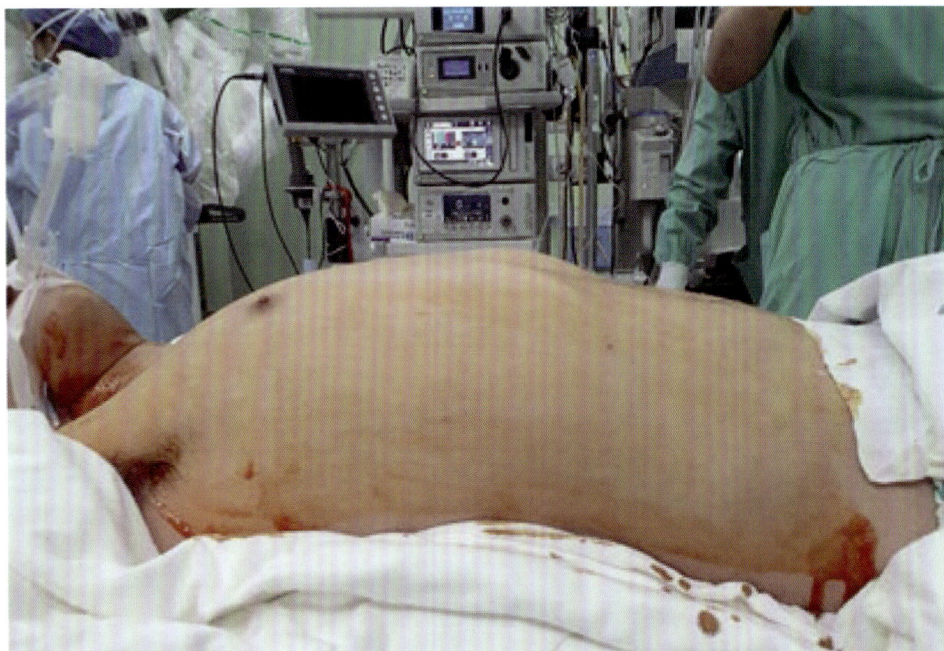

▲ 图 17-1　患者仰卧，背部垫 10cm 厚的垫子，双臂外展

用电刀在胸腔镜引导下打开双侧纵隔胸膜（图 17-2）。然后，通过剑突下切口插入一个四通道型穿刺器，CO_2 充气后，这样就形成了一个宽阔的胸骨后间隙，并通过胸膜开口使肺部塌陷。在双侧第 5 肋间沿着锁骨中线和腋前线中点之间插入另外两个机器人穿刺器（图 17-3）。大多数胸腺切除术可以使用三臂技术完成（第一机器臂为马里兰双极钳，第二臂为 30° 腔镜，第三臂为超声刀或单极弯剪）；然而，晚期病例需要一个额外的固定臂（第四臂为双极钳），该臂放置在腋前线第 3 或第 4 肋间。对接机器人后，患者推车放置在患者头部上方。达·芬奇 Si 系统可以用于剑突入路的大多数病例，但它不能有效地用于一些晚期病例。此外，Si 系统的 12mm 腔镜头会导致胸骨和腔镜之间的频繁干扰，并降低从多个方向接近患者床的灵活性。因此，为了利用剑突下入路的优势，达·芬奇 Xi 系统比 Si 系统更合适。

2. 胸骨后分离和胸腔探查

30° 仰视角度用超声刀把胸腺和胸骨分离。颈带状肌和双侧胸廓内动脉是全胸腺切除的实用解剖标志。然后，镜头的角度转向 30° 向下，应探查双侧

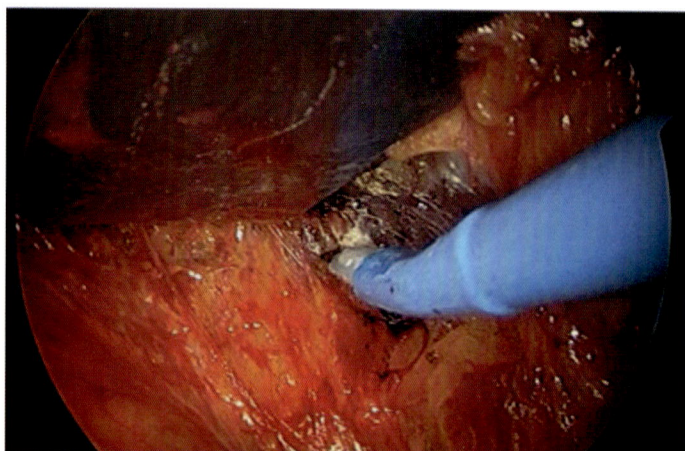

◀ 图 17-2　在胸腔镜引导下，用电刀切开双侧纵隔胸膜

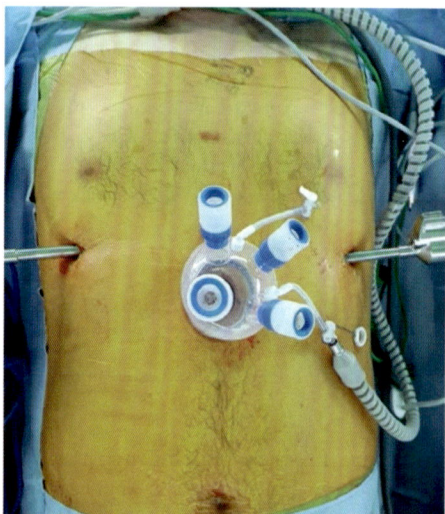

▲ 图 17-3　三臂机器人胸腺切除术经剑突下入路的典型切口位置

胸腔，以确定意料之外的胸膜种植结节、侵犯相邻器官的肿瘤及双侧膈神经的位置。

3. 双侧胸腺上极和无名静脉的解剖游离

在胸外侧入路，胸腺上极游离相对困难。然而，在剑突下入路中，没有器械间的干扰或视野受限，可以很容易地到达气管、头臂干和胸骨切迹。在大多数情况下，可以完全分离甲状腺腺体与双侧胸腺上极（图 17-4）。虽然，胸腺血管变异较多，但是大多数胸腺血管较小，可以用机器人能量器械切断。根据术者的习惯，也可以选用双极电凝或血管夹。此外，第三臂的超声刀不是一个成角度器械，因此从左叶到右叶的解剖游离，有助于安全地游离出引流到无名静脉的静脉支。

4. 双侧下极的解剖游离

使用机器人能量器械可以轻松地将胸腺下极与心包分离。对于没有侵犯相邻器官的小肿瘤，全程可用机器人能量器械操作。在与膈神经或心包相邻或侵

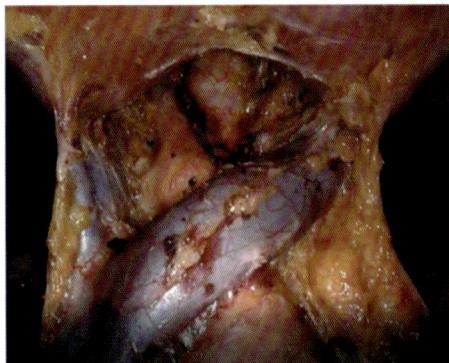

▲ 图 17-4 游离双侧上极和无名静脉后，上纵隔清晰显露

犯的肿瘤中，机器人单极弯剪适合进行精确的解剖分离。此外，机器人摄像头可以通过剑突下孔向对侧方向侧向插入，以改善肋膈角脂肪的显露。

5. 标本取出

在 CO_2 充气的同时，在插入第一机器臂通道的机器人镜头的引导下，通过多通道穿刺器的其中一个通道将标本袋置于胸腔内。使用第三机器臂将切除的胸腺装入标本袋，以避免损伤肿瘤或邻近器官。通过剑突下切口取出标本时，因为胸骨下间隙器械使用相当灵活，很少需要额外扩大切口以取出标本。

6. RTX 的优势

RTX 能够对 Ⅱ～Ⅲ 期 TET 和位于上纵隔的肿瘤进行广泛切除和精细的解剖。因此，RTX 相对于其他微创手术方法具有以下潜在优势。

（1）易于学习：手术视野与传统胸骨劈开相似。此外，手术过程中使用的器械非常简单，易于熟悉，而且很少需要助手的帮助。此外，如果需要中转胸骨劈开，剑突下切口可以立即中转为正中胸骨劈开。因此，建议想要开展机器人胸外科手术的新手外科医生从小肿瘤开始，以 RTX 作为他们的第一台机器人手术。

（2）适用于晚期或大肿瘤：剑突入路对上纵隔的良好显露，加上机器人技术的优势，使术者能够进行完整切除和一些复杂操作，如以前被认为需要胸骨劈开才能进行的操作，如心包、血管和神经的重建 [25, 26]。①心包：用机器人器械可以轻松完成心包切除和重建。心包缺损用 Gore-Tex 膜，机器人下缝合重建。首选缝合材料是丝线和聚丙烯线。②肺：侵犯肺的楔形切除可用机器人吻合器完成（图 17-5）。如果在 RTX 期间需要对侵犯肺门的肿瘤进行合并肺叶切除术，则可以应用改良剑突下入路 [27]。③无名静脉：无名静脉可用机器人吻合器进行横断或部分切除（图 17-6）。如果需要重建无名静脉，在使用人造血管重建的过程中，血管阻断钳也可以有效地控制血管的近端和远端部分 [25]。④膈神

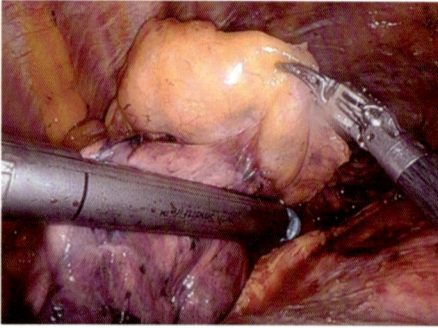

▲ 图 17-5 机器人胸腺切除术时，使用机器人吻合器进行右上肺叶楔形切除

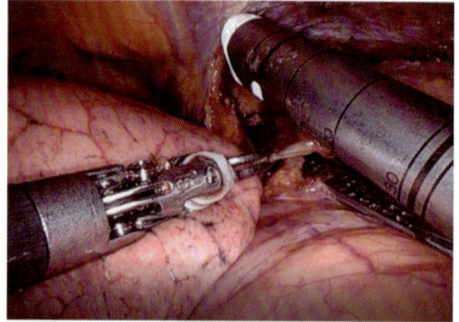

▲ 图 17-6 用机器人吻合器切断近端无名静脉

经：肥胖患者或肿瘤压迫膈神经时，如果膈神经界限不清，荧光腔镜有助于发现心包膈血管[28]。使用机器人技术对部分切除的膈神经进行神经修补也是可行的。

（3）易于调整：通过改变切口的位置和进入的方向，可以进行一些调整。根据肿瘤的位置或大小，通过第 5 肋间将机器人镜头插入同侧胸腔是一种可供选择的方法（改良剑突下入路）。此外，通过肋间切口插入的镜头提供了肿瘤和肺门周围的一个极好的手术视野。对于个别的病例，它也可以调整为单孔手术。

（4）淋巴结清扫的可行性：在全胸腺切除术中，可以切除胸腺周围淋巴结（N_1）。然而，由于手术视野有限，不能用传统的微创手术方法切除深部区域淋巴结（N_2）。RTX 可以安全地清扫右侧和左侧气管旁区域淋巴结。通过改良的剑突下入路可清扫隆突下淋巴结。

（5）保留肋间间隙和肌肉束：剑突下入路的一个重要优势是它能够保护肋间肌，可以有效减轻肋间神经痛。与胸外侧入路不同，大部分情况下，大肿瘤都可以通过剑突下切口取出，而不需要额外延长切口。

（二）经胸外侧入路机器人胸腺切除术

经胸外侧入路机器人胸腺切除术比 RTX 更常见。根据肿块的范围和位置或术者的习惯，外侧入路可以通过右侧、左侧或双侧进行。然而，对于 MG 患者，通常优先选择双外侧入路。患者采取仰卧位，将术侧抬高。同侧手臂内收和较低的位置能使机器人手臂和靠近腋窝的穿刺器能够更自由地移动，而不会因压迫而损伤患者。该术式通常使用三臂技术，镜孔为腋中线的第 4 肋间或第 5 肋间。然后，在单肺通气下注入 CO_2 是整个手术过程中必要的步骤，可提供一个宽阔的胸骨后空间，以便在清晰的视野下切除胸腺。压力最初为 5mmHg，必要时，在生命体征平稳的情况下逐渐增加到 12mmHg。腋前线第 4 肋间或第 5 肋间的 1 号臂使用马里兰双极钳，腋前线第 5 肋间或第 6 肋间的 3 号臂使用超声刀或单极弯剪。可在镜孔和 3 号臂孔之间另外使用用于吸引器的辅助孔。如有必要，在机械臂连接后，通过外侧入路进行胸腺切除术与通过传统的胸腔镜胸腺切除术操作的方式相同。因此，熟练的胸腔镜外科医生可能更熟悉经外侧入路采用机器人技术进行胸腺切除术。

四、术后管理

在剑突下切口留置一根 Jackson-Pratt 引流管，并在手术当天拔除。患者通常在手术后第 2 天出院。当同期行肺切除时，留置一根胸管。由于 MG 或膈神经切除而预期会出现呼吸困难的患者，则需要在重症监护室进行治疗。

五、预后

目前已有报道机器人辅助胸腺切除术用于 TET 的安全性和可行性，其并发症率低于 5%[14, 15, 21, 22, 24]。此外，肿瘤学结果也令人满意（胸腺瘤的 5 年生存率为 100%，胸腺癌为 95%）[21]。机器人胸腺切除术后观察到 MG 的神经功能获益和减少类固醇激素的使用（机器人胸腺切除术的完全缓解率为 39%，非机器人胸腺切除术为 20%）[29, 30]。目前还没有研究比较剑突下入路和外侧入路在机器人胸腺切除术中的差异。然而，由于 RTX 的固有特性，我们有理由预测 RTX 将更适合于晚期和高位的肿瘤。两项胸腔镜胸腺切除术的 Meta 分析显示[31, 32]，剑突下入路与外侧入路相比，具有更少的失血量、更低的疼痛评分和更短的住院时间。此外，两种入路之间在中转为开放胸骨劈开和肿瘤学结果方面没有差异[31]。随机对照研究比较开放胸骨劈开、胸腔镜入路和机器人入路似乎在实践中很难招募到患者。因为每种入路的适应证都有很大的不同。显然，考虑到机器人技术在胸腺切除术中的最大效果，机器人胸腺切除术比胸腔镜胸腺切除术能切除更大范围的肿瘤。

六、小结

正中胸骨劈开是几十年来胸腺切除术的标准术式。然而，微创胸腺切除术因其显示出与开放胸骨劈开相当的效果而受到欢迎。最近，机器人入路在胸腺切除术中得到了广泛的应用。此外，剑突下入路提供了高位肿瘤和双侧膈神经的良好手术视野。无论手术技术如何，都应遵循肿瘤学原则进行胸腺切除术。此外，手术的美容效果永远不会优先于手术的安全性和切除的完整性。因此，术者应该熟悉各种手术技术的特点，并在胸腺切除术中利用每种手术入路的优势。机器人胸腺切除术优于其他微创手术或胸外侧入路手术的优点还有待进一步研究。

参考文献

[1] Jurado J, Javidfar J, Newmark A, et al. Minimally invasive thymectomy and open thymectomy: outcome analysis of 263 patients. Ann Thorac Surg. 2012;94:974–81.

[2] Cheng YJ, Kao EL, Chou SH. Videothoracoscopic resection of stage II thymoma: prospective comparison of the results between thoracoscopy and open methods. Chest. 2005;128:3010–2.

[3] Kido T, Hazama K, Inoue Y, Tanaka Y, Takao T. Resection of anterior mediastinal masses through an infrasternal approach. Ann Thorac Surg. 1999;67:263–5.

[4] Suda T, Sugimura H, Tochii D, Kihara M, Hattori Y. Single-port thymectomy through an infrasternal approach. Ann Thorac Surg. 2012;93:334–6.

[5] Ashton RC Jr, McGinnis KM, Connery CP, Swistel DG, Ewing DR, DeRose JJ Jr. Totally endoscopic robotic thymectomy for myasthenia gravis. Ann Thorac Surg. 2003;75:569–71.

[6] Marulli G, Rea F, Melfi F, et al. Robot-aided thoracoscopic thymectomy for early-stage thymoma: a multicenter European study. J Thorac Cardiovasc Surg. 2012;144:1125–30.

[7] Marulli G, Schiavon M, Perissinotto E, et al. Surgical and neurologic outcomes after robotic thymectomy in 100 consecutive patients with myasthenia gravis. J Thorac Cardiovasc Surg. 2013;145:730–5.

[8] Ismail M, Swierzy M, Ruckert JC. State of the art of robotic thymectomy. World J Surg. 2013;37:2740–6.

[9] Ye B, Li W, Ge XX, et al. Surgical treatment of early-stage thymomas: robot-assisted thoracoscopic surgery versus transsternal thymectomy. Surg Endosc. 2014;28:122–6.

[10] Kang CH, Hwang Y, Lee HJ, Park IK, Kim YT. Robotic thymectomy in anterior mediastinal mass: propensity score matching study with transsternal thymectomy. Ann Thorac Surg. 2016;102:895–901.

[11] Meyer DM, Herbert MA, Sobhani NC, et al. Comparative clinical outcomes of thymectomy for myasthenia gravis performed by extended transsternal and minimally invasive approaches. Ann Thorac Surg. 2009;87:385–90.

[12] Chen K, Zhang X, Jin R, et al. Robot-assisted thoracoscopic surgery for mediastinal masses: a single-institution experience. J Thorac Dis. 2020;12:105–13.

[13] Suda T, Kaneda S, Hachimaru A, et al. Thymectomy via a subxiphoid approach: single-port and robot-assisted. J Thorac Dis. 2016;8(Suppl 3):S265–71.

[14] Zhang H, Chen L, Zheng Y, et al. Robot-assisted thymectomy via subxiphoid approach: technical details and early outcomes. J Thorac Dis. 2018;10:1677–82.

［15］Kang CH, Na KJ, Song JW, et al. The robotic thymectomy via the subxiphoid approach: technique and early outcomes. Eur J Cardiothorac Surg. 2020;58(Suppl_1):i39–43.

［16］Ishikawa N, Oda M, Kawachi K, Watanabe G. Robot-assisted single-port surgery for mediastinal tumors. Surg Today. 2019;49:96–8.

［17］Park SY, Han KN, Hong JI, Kim HK, Kim DJ, Choi YH. Subxiphoid approach for robotic single-site-assisted thymectomy. Eur J Cardiothorac Surg. 2020;58(Suppl_1):i34–8.

［18］Park SY, Kim HK, Jang DS, Han KN, Kim DJ. Initial experiences with robotic single-site thoracic surgery for mediastinal masses. Ann Thorac Surg. 2019;107:242–7.

［19］Wolfe GI, Kaminski HJ, Aban IB, et al. Randomized trial of thymectomy in myasthenia gravis. N Engl J Med. 2016;375:511–22.

［20］Ettinger DS, Riely GJ, Akerley W, et al. Thymomas and thymic carcinomas: clinical practice guidelines in oncology. J Natl Compr Canc Netw. 2013;11:562–76.

［21］Kang CH, Na KJ, Park S, Park IK, Kim YT. Long-term outcomes of robotic thymectomy in patients with thymic epithelial tumors. Ann Thorac Surg. 2020;112(2):430–5. https://doi.org/10.1016/j.athoracsur.2020.09.018.

［22］Suda T, Tochii D, Tochii S, Takagi Y. Trans-subxiphoid robotic thymectomy. Interact Cardiovasc Thorac Surg. 2015;20:669–71.

［23］Chiu CH, Chao YK, Liu YH. Subxiphoid approach for video-assisted thoracoscopic surgery: an update. J Thorac Dis. 2018;10(Suppl 14):S1662–5.

［24］Hashimoto K, Sakamaki H. The technical aspects of a midline robotic thymectomy. JTCVS Tech. 2020;4:368–70.

［25］Suda T, Nagano H, Kawai H, Hoshikawa Y. Subxiphoid robot-assisted thymectomy with vascular prosthetic replacement. Semin Thorac Cardiovasc Surg. 2020;32:1133–4.

［26］Na KJ, Kang CH. Neurorrhaphy of the phrenic nerve injury during robotic thymectomy. ASVIDE; 2020. https://www.asvide.com/article/view/33088. Accessed 30 May 2021.

［27］Na KJ, Kang CH. Robotic thymectomy for advanced thymic epithelial tumor: indications and technical aspects. J Thorac Dis. 2020;12:63–9.

［28］Wagner OJ, Louie BE, Vallieres E, Aye RW, Farivar AS. Near-infrared fluorescence imaging can help identify the contralateral phrenic nerve during robotic thymectomy. Ann Thorac Surg. 2012;94:622–5.

［29］Keijzers M, de Baets M, Hochstenbag M, et al. Robotic thymectomy in patients with myasthenia gravis: neurological and surgical outcomes. Eur J Cardiothorac Surg. 2015;48:40–5.

［30］Ruckert JC, Swierzy M, Ismail M. Comparison of robotic and nonrobotic thoracoscopic thymectomy: a cohort study. J Thorac Cardiovasc Surg. 2011;141:673–7.

［31］Li J, Qi G, Liu Y, Zheng X, Zhang X. Meta-analysis of subxiphoid approach versus lateral approach for thoracoscopic thymectomy. J Cardiothorac Surg. 2020;15:89.

［32］Li M, Xu L, Li L, Dai Q, Xu D. The early perioperative outcomes of subxiphoid approach versus lateral intercostal approach thoracoscopic thymectomy for thymic tumors: a meta-analysis. J Laparoendosc Adv Surg Tech A. 2021;32(3):256–64. https://doi.org/10.1089/lap.2021.0036.

第 18 章　乳糜胸非保守性治疗
Non-Conservative Management of Chylothorax

Hyo Yeong Ahn　Hoseok I　著

摘　要：乳糜胸是由淋巴漏引起的，可能发生在与肿瘤相关的胸外科手术后。虽然没有进行前瞻性随机试验，但在保守治疗 2 周后，仍有乳糜胸的病例中可以进行影像介入学治疗。由于解剖变异，结果可能有效，但这些治疗方式的成功率各不相同。然而，在干预治疗失败后，需要团队讨论来确定是否需要手术治疗。

关键词：乳糜胸；管理；介入手术

乳糜胸是指由于淋巴管，特别是胸导管的渗漏而在胸腔内积聚乳糜液。乳糜胸的分类取决于其病因（创伤性、非创伤性或特发性）。无论何种病因，对于乳糜胸患者 [>25 ml/（kg·d）][1-8]，药物和外科治疗对于减少淋巴液的渗漏与大量乳糜胸患者效果相似。如果反复干预都无效，手术治疗可能是最后的选择[7, 9, 10]。如果手术治疗失败，可以继续保守治疗，直到渗漏停止。但由于乳糜胸患者数量不足，无法进行前瞻性研究，因此比较保守治疗和手术治疗的结果有限[7, 8]。本章将讨论胸导管的解剖、乳糜胸的病因、诊断和治疗。

一、解剖学

胸导管引流起自胸椎右侧的乳糜池，在 T_4 水平向左侧延续，并汇入左无名静脉（图 18-1）。在超过 1/3 的人群中观察到了解剖变异[2, 9, 11]。这些解剖变异是介入成功率多样性的根本原因[2, 9, 11]。此外，由于胸导管的位置与其他结构相邻，在食管切除术和淋巴结清扫术时，沿着淋巴管道的损伤风险很高[1, 12, 13]。因为胸导管通常每天输送 2～4L 乳糜液[11]，它受到任何损伤都会迅速排出大量淋巴液。

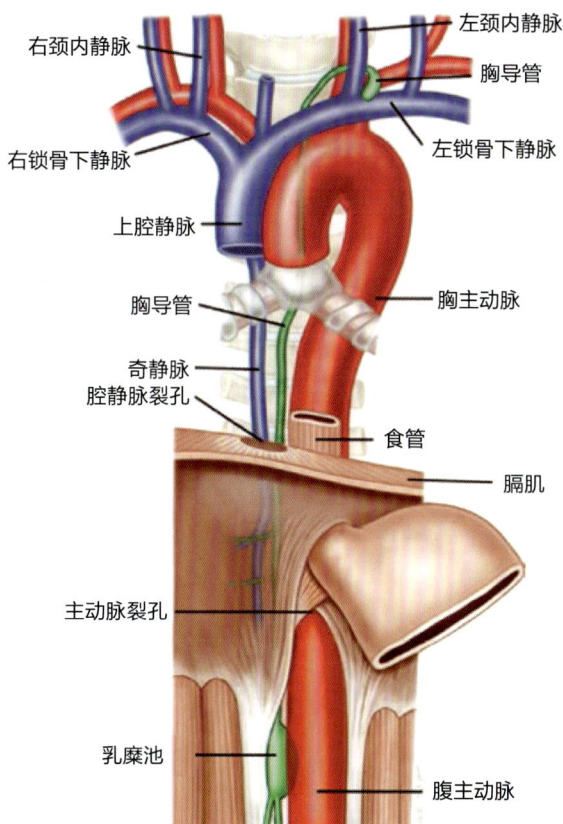

右颈内静脉

左颈内静脉

胸导管

右锁骨下静脉

左锁骨下静脉

上腔静脉

胸导管

胸主动脉

奇静脉

腔静脉裂孔

食管

膈肌

主动脉裂孔

乳糜池

腹主动脉

▲ 图 18-1　胸导管解剖

从乳糜池开始，胸导管在 T_{12} 水平穿过主动脉裂孔处的膈膜，并在左侧胸主动脉和右侧奇静脉之间继续上升。它在第 4 胸椎和第 6 胸椎之间穿过到左侧。最后，它上升到主动脉弓和左锁骨下动脉的后方

二、病因

乳糜胸的病因可以分为创伤性或非创伤性胸导管损伤，也可以发生特发性乳糜胸 [4, 6, 14]。

（一）创伤性原因（50%）

胸导管的直接损伤,特别是在胸外科手术（如食管切除术和淋巴结清扫术）中，是创伤性乳糜胸的最常见原因。其他创伤性原因包括钝性创伤或穿透性损伤 [4, 6, 14]。

（二）非创伤性原因（45%）

在非创伤性乳糜胸的情况下，淋巴管的直接浸润或由于压迫和积聚导致的流通受阻会导致淋巴管的漏出。如果淋巴液产生增加，如在中心静脉压增高或

肝硬化和门静脉高压的患者中，就会发生相对流通受阻。乳糜胸可以发生在约6%的特发性情况下 [4, 6, 14]。

三、诊断

需要在胸腔液中确认乳糜微粒的存在，其大小为 0.5～1.0μm。或者，可以通过甘油三酯含量＞110mg/dl 和胆固醇浓度＜200mg/dl 来确定乳糜胸。甘油三酯浓度＜50mg/dl 可以排除乳糜胸。鉴别诊断包括假性乳糜胸，其特征是甘油三酯含量低，胆固醇浓度＞200 mg/dl，以及缺乏乳糜微粒（图 18-2）。

四、治疗

根据乳糜胸的病因和乳糜量选择合适的治疗方法。通常首选保守治疗。然而，

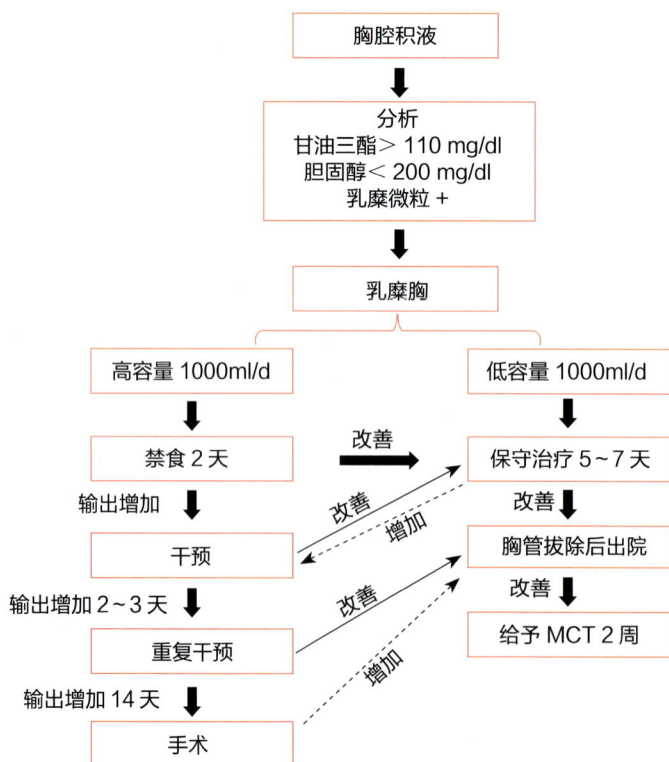

▲ 图 18-2　乳糜胸处理策略
MCT. 中链甘油三酯

在大量乳糜胸患者中，最佳介入时机很重要。治疗方法和策略的完善[7, 9, 13-15]确保了系统且及时的流程指导治疗（图 18-2）。建立乳糜胸处理的共识，需要进一步进行随机试验。

（一）保守治疗

1. 适应证

保守治疗被认为是所有乳糜胸患者的一线治疗方法[7, 9, 13-15]。

2. 方法

禁食或摄入中链甘油三酯（medium-chain triglycerides，MCT）的饮食可以减少淋巴液漏出量，可能使胸导管的漏口自行闭合[7, 9]。随后应进行适当的液体，电解质补充和营养支持。此外，还可以进行胸腔引流，以便肺复张和改善肺功能。如果引流量持续不减，可以考虑使用奥曲肽[16]。

3. 预后

保守治疗后的缓解率为 16% ～ 75% 或以上[7, 9]；然而，这一数字在大量乳糜胸患者（> 1000 ml/d）中较低。如果在保守治疗下引流量明显减少，可以在严格的 MCT 饮食几周后达到良好的治疗效果。

（二）介入治疗

1. 适应证

对于几乎所有持续性乳糜胸的患者，建议进行淋巴管造影，以确定淋巴管损伤的位置。这适用于创伤性和非创伤性乳糜胸[4, 6, 11, 16-18]。

2. 方法

高达 50% 的胸导管漏可自行修复[4,6,11]。然而，正如一些病例所报道的那样，对于乳糜漏的栓塞，建议采用淋巴管造影。

（1）胸导管淋巴管造影：胸导管淋巴管造影是通过双侧腹股沟或股淋巴结（图 18-3A 至 D）[4, 16, 18]进行的淋巴管造影，需要一个 26G 针和一个短导管（Cook，Bloomington, IN, USA），与一个装有 3～5ml 的脂碘油的注射器相连。超声和间歇性透视分别用于确认淋巴结内淋巴管穿刺和引导，随后以 3ml/min 的速度注射脂碘油。如果在注射过程中发生淋巴结破裂，可以在透视引导下直接穿刺上部淋巴结，以继续注射脂碘油，直到胸导管或乳糜池显影。为了尽量避免肺脂肪栓塞的风险，脂碘油的总量限制在 20 ml 以内。

（2）胸导管栓塞术：在手术前，用计算机断层扫描显示胸导管及其邻近结构（如主动脉）。胸导管栓塞术是通过经腹途径用 21G 针直接穿刺胸导管或乳糜池进入胸导管进行 [2, 14, 19]。在经腹穿刺乳糜池后，使用 0.018 英寸（0.46mm）

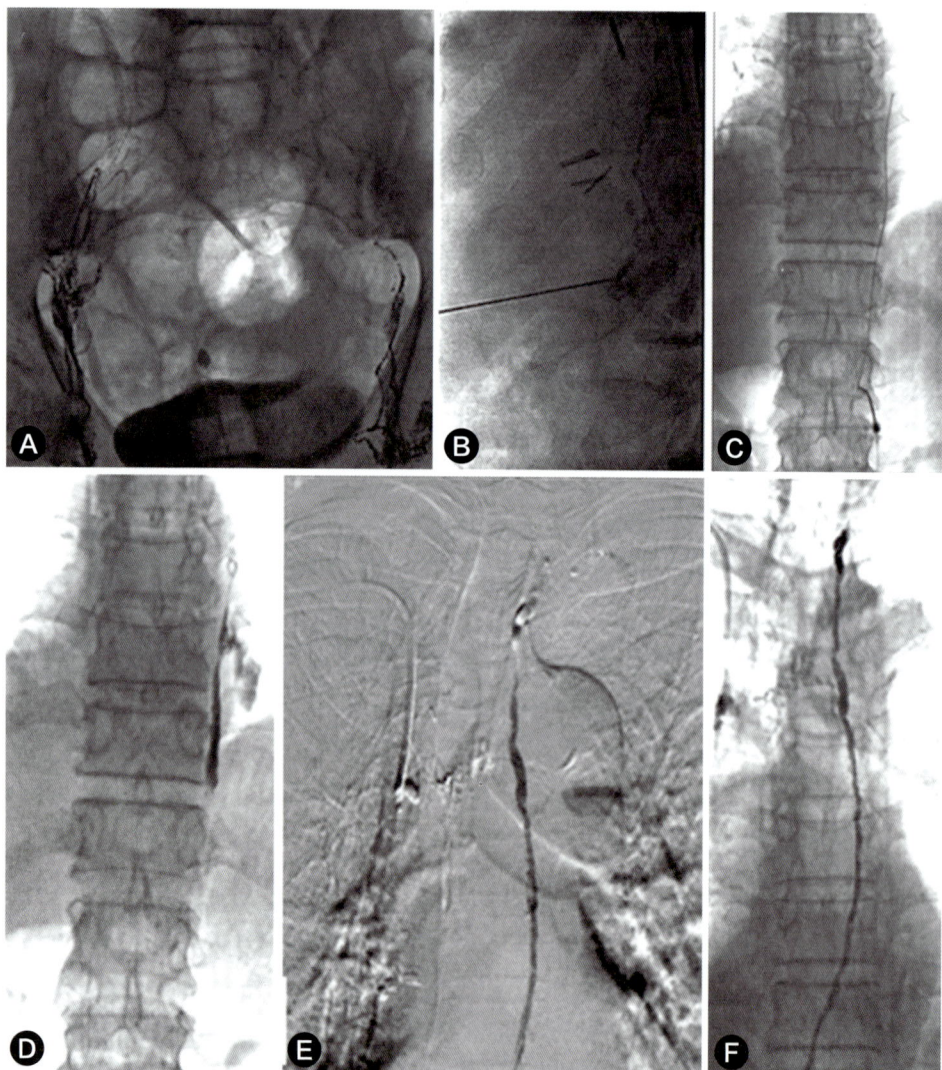

▲ 图 18-3　胸导管栓塞术

A. 双侧腹股沟入路淋巴结内淋巴管造影；B. 直接穿刺腹部进入胸导管；C. 插入微导管后引入导丝；D. 数字减影血管造影以确定乳糜漏部位；E. 在漏部位上方进行微线圈栓塞；F. 使用 N- 氰基丙烯酸丁酯和脂碘油混合物进行栓塞

导丝（Boston Scientifc Corp., Natick, MA, USA）进入胸导管，并进一步推进，在导入 2.0F 或 2.2F 微导管（Terumo, Tokyo, Japan）之前，采用过线技术（图 18-3E 和 F）。在微导管的帮助下，数字减影血管造影术用于确定乳糜液漏出部位，然后进行微线圈栓塞（Medtronic, Jacksonville, FL, USA），在漏出部位近端使用 N- 丁基氰基丙酸酯（NBCA, Histoacryl; B Brown, Melsungen, Germany）和脂碘油（重量比 1∶1）的混合物栓塞。微线圈栓塞是为了防止 NBCA 迁移到左锁骨下静脉，因为 NBCA 在淋巴管中的聚合时间比在血管中长。在建立针对淋巴结的穿刺通路后注射脂碘油。获取乳糜池的透视图像，并在透视引导下直接穿刺乳糜池。使用 0.018 英寸（0.46mm）导丝和微导管插入胸导管，并使用微线圈和 NBCA/ 脂碘油混合物（重量比 1∶1）进行栓塞。这种方法在乳糜胸病例中的成功率超过 90%[1, 2, 4, 14, 19, 20]。

（3）针刺破坏：为了减少淋巴漏出量，可以对小的椎前淋巴管进行针刺破坏，这些小淋巴管在 30% 患者中存在解剖变异。

（4）经颈静脉肝内门体分流支架术：在肝性乳糜胸中，可以考虑进行经颈静脉肝内门体分流支架术，以减少淋巴液漏出量[21]。

3. 预后

由于非创伤性乳糜胸发生在有基础疾病的患者中，介入的成功率低于创伤性乳糜胸[4]。非创伤性乳糜胸处理的总体成功率报道为 27%～68%[6, 8, 11]。部分研究报道了 3% 的并发症率，没有严重的并发症，所以影像介入学仍然可以认为是相对安全和有效的[6, 8, 11]。

（三）手术治疗

1. 适应证

如果即使进行保守治疗或影像介入治疗，漏出时间仍超过 2 周，或者如果乳糜液漏出量超过 1000～1500 ml/d[10, 21-25]，手术可能是最后的选择。

2. 手术方法

手术技术包括胸导管结扎、组织的大块结扎、胸膜固定术和胸腹腔分流术[10, 21-25]。胸导管结扎不局限于原手术部位。在右侧横膈上方，T_8～T_{12} 进行结扎或夹闭（图 18-4）。术前可以口服橄榄油、冰淇淋或奶油，以便更好地确定损伤部位。也可以考虑对胸导管可能走行的周围组织进行大块结扎。手术方式

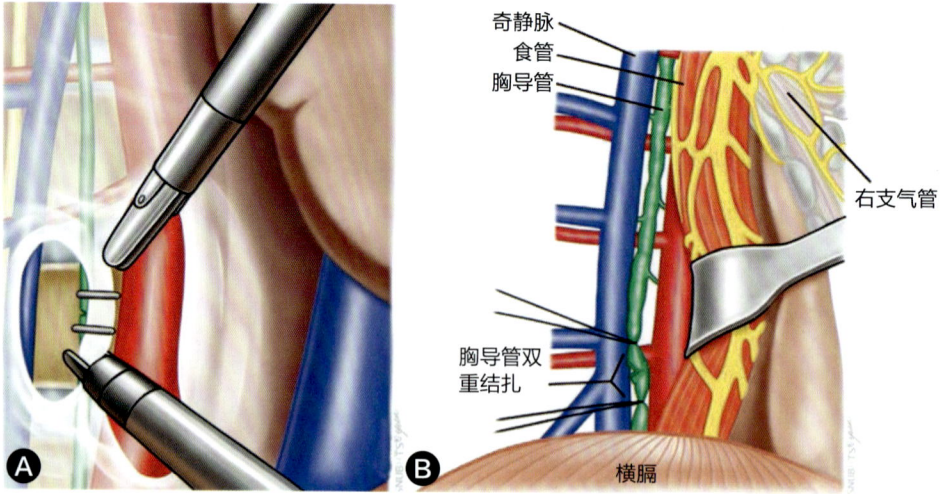

▲ 图 18-4　治疗乳糜胸的手术技术
胸导管结扎可通过在 $T_8 \sim T_{12}$ 的右侧横膈上方夹闭（A）或结扎（B）进行

通常选用直视下操作，在特定的病例中，经胸腔镜辅助手术也可以是另一种选择 [21, 24, 25]。如果上述手术不可行，可以进行胸膜固定术，以诱导内外胸膜之间的炎症和随后的粘连。如果在进行上述治疗后漏出仍然持续，应考虑置入胸腹腔分流支架或体外永久引流 [10, 21-25]。

3. 预后

一般来说，手术介入的成功率约为 90%，并发症发生率高达 38.3%[10]。既往报道了高达 25% 的死亡率 [10, 25]。

五、小结

乳糜胸其他介入治疗方法的发展受到术者能力水平的限制。根据笔者在过去 4 年的个人观察，我们中心对这些手术的开展有一个学习曲线。此外，乳糜池或淋巴管的解剖变异使得可进入胸导管穿刺点更少。尽管如此，淋巴管造影仍然是解决淋巴漏的一个有效的选择 [11,18,26]。这种介入治疗被认为是相对安全有效的，其成功率为 52%，并发症发生率为 3%，无致命并发症 [6,8,11]。

虽然已经对几例持续性乳糜胸进行了介入治疗，但结果是否成功可能受到个别放射科医生的影响。因此，外科医生应充分了解胸导管的解剖结构，并且可能需要多学科团队协作来确定在介入治疗失败后的情况下是否有必要进行手术治疗。

参考文献

［1］ Bazancir LA, Jensen RJ, Frevert SC, Ryom P, Achiam MP. Embolization of the thoracic duct in patients with iatrogenic chylothorax. Dis Esophagus. 2021;34(9):doab001. https://doi.org/10.1093/dote/doab001.

［2］ Binkert CA, Yucel EK, Davison BD, Sugarbaker DJ, Baum RA. Percutaneous treatment of high-output chylothorax with embolization or needle disruption technique. J Vasc Interv Radiol. 2005;16:1257–62.

［3］ Borcyk K, Kamil A, Hagerty K, Deer M, Tomich P, Anderson Berry AL. Successful management of extremely high-output refractory congenital chylothorax with chemical pleurodesis using 4% povidone–iodine and propranolol: a case report. Clin Case Rep. 2018;6:702–8.

［4］ Hara H, Mihara M, Yamamoto M. Therapeutic lymphangiography for traumatic chylothorax. J Vasc Surg Venous Lymphat Disord. 2018;6:237–40.

［5］ Jun H, Hur S. Interventional radiology treatment for postoperative chylothorax. Korean J Thorac Cardiovasc Surg. 2020;53:200–4.

［6］ Juszczyk K, Waugh R, Sandroussi C. Lymphangiography as therapeutic management of chylothorax. J Med Imaging Radiat Oncol. 2013;57:460–1.

［7］ Schild HH, Strassburg CP, Welz A, Kalff J. Treatment options in patients with chylothorax. Dtsch Arztebl Int. 2013;110:819–26.

［8］ Schild HH, Pieper C. Chylothorax: current therapeutic options. Zentralbl Chir. 2019;144:S24–30.

［9］ Pulle MV, Puri HV, Asaf BB, Bishnoi S, Yadav A, Kumar A. Chylothorax: modalities of management and outcomes: a case series. Lung India. 2021;38:154–60.

［10］ Tenny BC, Madjarov J, Shipe T. Surgical intervention in a complicated persistent chyle leak. Int J Surg Case Rep. 2018;42:7–9.

［11］ Matsumoto T, Yamagami T, Kato T, et al. The effectiveness of lymphangiography as a treatment method for various chyle leakages. Br J Radiol. 2009;82:286–90.

［12］ Tapias LF, Morse CR. A preliminary experience with minimally invasive Ivor Lewis esophagectomy. Dis Esophagus. 2012;25:449–55.

［13］ Varshney VK, Suman S, Garg PK, Soni SC, Khera PS. Management options for post-esophagectomy chylothorax. Surg Today. 2021;51:678–85.

［14］ Jeon YJ, Cho JH, Hyun D, et al. Management of chyle leakage after general thoracic surgery: impact of thoracic duct embolization. Thorac Cancer. 2021;12:1382–6.

［15］ Takuwa T, Yoshida J, Ono S, et al. Low-fat diet management strategy for chylothorax after pulmonary resection and lymph node dissection for primary lung cancer. J Thorac Cardiovasc Surg. 2013;146:571–4.

［16］ Sharkey AJ, Rao JN. The successful use of octreotide in the treatment of traumatic chylothorax. Tex Heart Inst J. 2012;39:428–30.

［17］ Nadolski GJ, Itkin M. Lymphangiography and thoracic duct embolization following unsuccessful thoracic duct ligation: imaging findings and outcomes. J Thorac Cardiovasc Surg. 2018;156:838–43.

［18］ Sommer CM, Pieper CC, Itkin M, et al. Conventional lymphangiography (CL) in the management of postoperative lymphatic leakage (PLL): a systematic review. Rofo. 2020;192:1025–35.

［19］ Jayasinghe SA, Srinivasa RN, Hage AN, Gemmete JJ, Majdalany BS, Chick JF. Thoracic duct embolization: analysis of practice patterns. Ann Vasc Surg. 2018;52:168–75.

［20］ Kim PH, Tsauo J, Shin JH. Lymphatic interventions for chylothorax: a systematic review and meta-analysis. J Vasc Interv Radiol. 2018;29:194–202.

［21］ Lutz P, Strunk H, Schild HH, Sauerbruch T. Transjugular intrahepatic portosystemic shunt in refractory chylothorax due to liver cirrhosis. World J Gastroenterol. 2013;19:1140–2.

[22] Arshava EV, Parekh KR. Thoracoscopic thoracic duct ligation: how I teach it. Ann Thorac Surg. 2020;109:1330–4.

[23] Liu Z, Du M, Liang Y, Ju S, Li X, Gao Y. Prophylactic ligation of the thoracic duct branch prevents chylothorax after pulmonary resection for right lung cancer. Surg Today. 2020;50:881–8.

[24] Yamagata Y, Saito K, Hirano K, Oya M. Laparoscopic transhiatal thoracic duct ligation for chylothorax after esophagectomy. Thorac Cardiovasc Surg. 2019;67:606–9.

[25] Yang RF, Liu TT, Wang P, et al. Ligation of thoracic duct during thoracoscopic esophagectomy can lead to decrease of T lymphocyte. J Cancer Res Ther. 2018;14:1535–9.

[26] Yamagami T, Masunami T, Kato T, et al. Spontaneous healing of chyle leakage after lymphangiography. Br J Radiol. 2005;78:854–7.

第 19 章　非气管插管电视辅助胸腔镜手术

Non-Intubated Video-Assisted Thoracic Surgery

Kyung Soo Kim　Won Jung Hwang　著

摘　要：非气管插管电视胸腔镜手术（non-intubated video-assisted thoracoscopic surgery，NIVATS）是患者在自主呼吸下进行的一种手术方法，无须气管插管。NIVATS 可减少机械通气引起的呼吸机性肺损伤等不良反应，并可使患者更快恢复。为了安全地进行 NIVATS，需要选择合适患者、全面评估及多学科团队协作。

电视胸腔镜手术（video-assisted thoracoscopic surgery，VATS）是由技术创新和器械发展而来的。因此，大多数胸外科手术是在胸腔镜下开始的，甚至需要复杂的步骤。此外，与多孔 VATS 或开胸手术相比，单孔手术已显示出可接受的疗效。随着向微创发展的趋势，非插管胸腔镜手术也越来越多地应用于 VATS 手术。非气管插管电视胸腔镜手术（NIVATS，包括在不经气管插管的情况下维持自主呼吸，用于单肺通气）已揭示了其可行性和微创性的益处[1,2]。在预期中可以消除机械通气带来的不良反应，包括插管损伤或肺损伤。此外，还提供了充分的局部区域阻断，避免了神经肌肉阻断的潜在有害影响，可观察到在减少镇静和镇痛药的使用下患者的快速恢复[3]。缩短诱导和恢复时间，减少总手术时间，可省去留置导尿管和中心静脉置管的步骤。最后，与插管 VATS 相比，术后的快速恢复有助于患者更早出院，生活质量更好[4]。对于完全无管的 VATS 手术，也可不常规留置胸腔引流管，以减少术后疼痛[5]。为了开展和建立 NIVATS 方案，必须把握明确的适应证和建立经验丰富的团队。当术者或麻醉师要求保持安全操作时，应非常灵活地将 NIVATS 改为插管麻醉。NIVATS

作为传统插管 VATS 的一种更具前景的替代方法，了解 NIVATS 的基本步骤和策略十分重要。

一、术中病理生理变化

在自主呼吸循环中，吸气时密闭胸腔内的负压使肺扩张。在进行 NIVATS 时，从概念上允许在术者开胸时建立"外科气胸"[6]。一旦手术切口打开胸腔，负压就会消失。因此，在自主呼吸时肺不能扩张，导致肺萎陷。外界大气压力促进肺进一步塌陷。这样不需要对依赖肺进行正压通气也可以提供良好的肺隔离。然而，由于手术气胸后的两大生理变化，呼吸和血流动力学也可能发生紊乱。其一，双肺在 NIVATS 中没有完全分隔。因此，非手术肺内的部分空气在呼气时进入手术肺，导致 CO_2 再吸入。吸气时发生逆流，使得手术肺塌陷。这被称之为"反常呼吸"，通常在 NIVATS 期间造成缺氧和高碳酸血症[7]。其二，纵隔结构随呼吸运动而摆动，重力作用下向下移动，可能导致血流动力学不稳定，减少依赖肺所提供的有效潮气量。

筛选出的患者应能够很好地维持 NIVATS 的氧合，因为 V/Q 比例失衡随着低氧性肺血管收缩、侧位和相对保留的 FRC 和膈肌功能而减少。肺功能受损患者可发生缺氧，但多数患者会随着氧流量的增加而改善。高碳酸血症是一个更常见的问题，因为在使用镇静药和阿片类药物的情况下，常常会引起反常呼吸和呼吸抑制中发生的 CO_2 潴留。然而，允许性高碳酸血症的概念应用于单肺通气，其中 $PaCO_2$ 达到 70mmHg 被认为是安全的。随着术后苏醒，呼吸频率增加，CO_2 浓度可以恢复到正常范围。

二、具有挑战性的适应证

肺功能差的患者被迫选择在自主通气下接受 VATS，以避免呼吸机引起的肺损伤[8,9]。随着 NIVATS 手术的不断发展，已有报道在非插管情况下采用改良 VATS 入路的胸腔镜手术，包括胸膜疾病、手汗症、气胸、肺结节和纵隔肿瘤的简单手术[10,12]。目前，VATS 已成为早期肺癌的标准术式。NIVATS 下的肺癌手术在肿瘤学上的优势也得到了认可[13,14]。此外，也报道了技术要求较高的气管切除术和袖状肺叶切除术[15,16]。然而，缺乏经验的手术团队或麻醉事件可能导致患者不耐受的不稳定状况发生。其中最重要的是，手术团队应该了解非插管麻醉的病理生理变化。同时强调对 ECOG 评分＜ 1 分、麻醉医师标准等级（ASA）＜Ⅱ级、BMI ＜ 25 kg/m$^{2[17]}$ 的患者需进行合理筛选。由于低氧血症的高发生率和术中插管失败的可能性，预计有困难气道的患者属于绝对手术禁忌。术中肋间阻滞难度较大，既往有胸膜感染史或有可能发生闭锁胸的手术史也属于禁忌证。也该排除因血流动力学衰竭合并严重高碳酸血症有明显心肺功能障碍或神经功能缺损的患者。在规划进行困难的胸腔镜手术时，严密监护以及与麻醉师的合作更为重要，术前应与麻醉师讨论潜在的疾病风险。伴随着团队的经验不断丰富，无管、单孔 VATS 已应用于肺癌外科 [18,19]。

三、麻醉评估

在单肺通气下，综合评估与传统 VATS 相同，包括肺功能检查、超声心动图检查、静息状态下动脉血气分析等项目。特别是，可能的困难气道、肥胖，以及由于严重传染病史或既往胸外科手术而导致可能的广泛胸膜粘连等情况需进行彻底的评估，以便合理地筛选患者 [20]。

除了标准监测（包括无创血压、SpO$_2$ 和 ECG）外，还设置了潮气末 CO（ETCO）和有创动脉血压监测，以实时监测呼吸和血流动力学变化。强烈推荐使用双谱指数（bispectral index，BIS）来评价镇静和麻醉的深度，BIS 应达到40～60 以上。镇静的程度应根据患者的病情和手术类型来选择。对于肺功能较差的患者，可以在完全清醒状态下进行简单的手术（如肺活检或胸膜固定术）。中度或深度的镇静对患者的舒适是必要的，特别是在像肺叶切除术这样的长时间手术中，保持相同的姿势几小时是无法忍受的。

省略气管插管，采用全静脉麻醉进行镇静，在局部区域阻滞的情况下不使用肌肉松弛药 [21]。使用靶控输注技术（target-controlled infusion，TCI）持续输注丙泊酚加 / 不加瑞芬太尼，大多数情况下会出现充分镇静和通气 / 血流动力学稳定的平衡状态。右美托咪定可作为持续输注的良好替代或辅助用药。在镇静情况下，我们应通过 BIS 和 ETCO 分别监测意识水平和呼吸模式。通气管理的目标是保持平稳和舒适的呼吸模式，呼吸频率控制在每分钟 12～20 次，以提供理想的手术视野。除此以外，还需要谨慎调整输注速度或辅助芬太尼、咪达唑仑和氯胺酮的给药，以维持适当的 BIS 范围和呼吸频率[22]。采用各种局部区域麻醉覆盖脏胸膜和壁胸膜进行镇痛。胸椎硬膜外阻滞、椎旁神经阻滞和胸腔镜下肋间神经阻滞可用于胸膜内镇痛。迷走神经阻滞可减少手术过程中脏层胸膜的刺激，预防手术过程中咳嗽反射的发生。

通过鼻导管或面罩给氧可促进氧合（图 19-1）。对于需要深度镇静的肺功能较差的患者，喉罩气道（laryngeal mask airway，LMA）等设备是有用的。如果 SpO_2 下降到 90% 以下或 $PaCO_2$ 上升超过 60mmHg，则需调整麻醉剂的输注速率，在出现不稳定情况并无法控制时临时采用机械辅助通气，应评估是否转为气管插管。需要改变半侧卧位或仰卧位体位，以评估是否有合适的气道插管条件。在可视喉镜和（或）纤维支气管镜的引导下，可更换单腔气管导管或双腔气管导管。术前应告知插管可能发生的口腔、气管和牙齿的相关损伤。

四、手术过程

根据术者的习惯，可以选择非气管插管 VATS 或常规插管 VATS。在消毒后的侧卧位下，术野和麻醉师之间的透明巾单有利于合作监测。术前行超声引导下椎旁（或硬膜外）阻滞。在切开腔镜孔前优先局部浸润麻醉，避免胸廓扩张受限（图 19-2A）。进入胸腔后，建立人工气胸，若术前未行椎旁神经阻滞，在肺萎陷时需进行肋间（$T_2 \sim T_9$ 水平）神经阻滞（图 19-2B），随后在右侧奇静脉上方气管周围的纵隔胸膜区，或者在左侧主动脉弓下方行迷走神经阻滞，

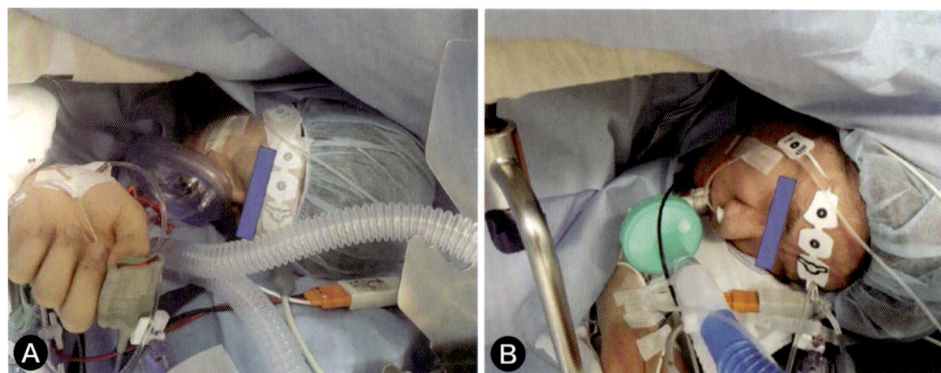

▲ 图 19-1 使用面罩（A）或喉罩（B）氧合

也可通过吸入利多卡因等咽腔局麻药喷雾或周围神经节阻滞等方式，以防止咳嗽反射（图 19-2C 和 D）。考虑到对胸内结构的刺激增加了因咳嗽反射引起纵隔或膈肌膨隆的风险，因此，在牵拉或显露肺、支气管树和肺门的过程中，术者和助手必须进行轻柔的操作。在手术过程中，如果由于持续咳嗽或深呼吸导致肺呼吸幅度过大使手术无法进行，可能需要额外在胸膜表面进行喷洒麻醉或迷走神经阻滞。在完成胸部手术后，麻醉师使用面罩进行手动正压通气，以实现双肺充气，然后进行空气泄漏测试。通过引流管或导管进行肺再灌注时，使用暂时性负压手法更容易实现通气。在闭合 VATS 伤口时，可持续负压放置胸管，无胸管 VATS 可在最后一次缝合收紧后立即拔除胸管。术后，NIVATS 保留

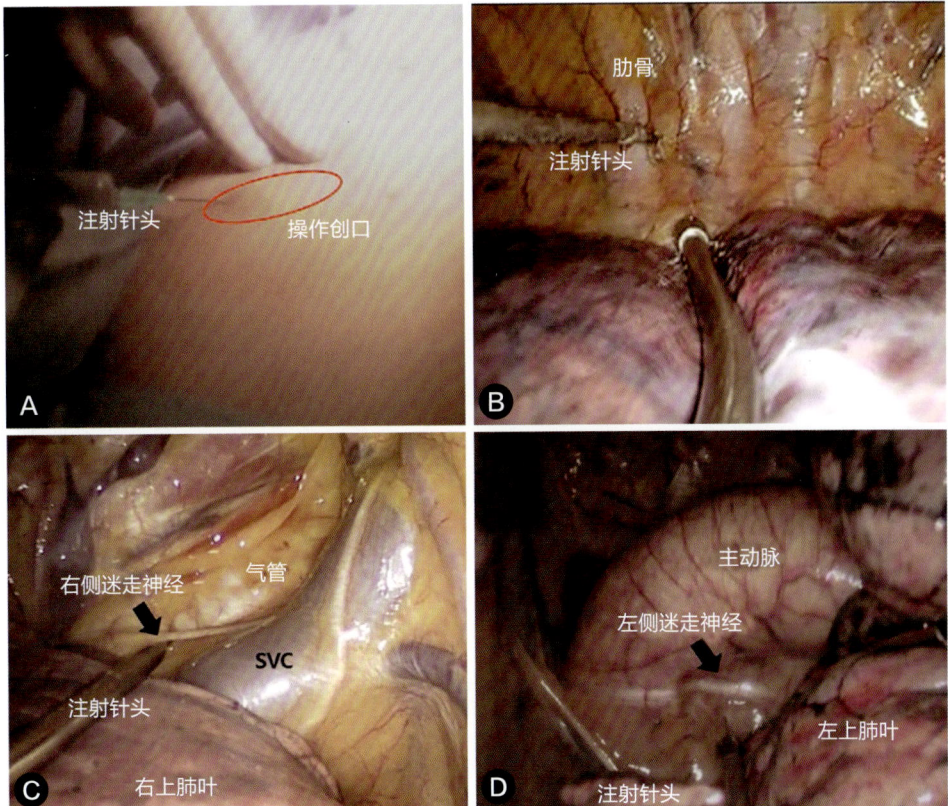

▲ 图 19-2 单孔入路时优先局部注射麻醉（A）和肋间神经阻滞（B），以及右侧（C）和左侧（D）迷走神经阻滞

SVC. 上腔静脉

了心肺的生理功能和神经状态,可实现稳定快速恢复,较少出现恶心或呕吐症状。由于黏液堵塞支气管气道和肺扩张不完全,可能发生肺不张或胸腔积液。必须鼓励患者深呼吸和咳嗽,就像常规的 VATS 一样。

在需要进行刺激性操作并导致咳嗽反射的情况下,应决定是在控制镇静状态下继续进行 NIVATS,还是转换为气管插管手术。如果突然的肺胀气或纵隔摆动持续发生,应立即从手术区域中撤出胸腔镜器械,以避免发生胸内器官或肋间损伤。轻微出血或损伤可优先采用缝合、电凝或止血材料等胸腔镜技术进行处理。对于侵袭性肿瘤特征或伴有炭疽病的严重胸膜和肺门粘连的治疗,则需要中转气管插管。在压迫止血的情况下正确进行平稳转换,如遇大出血的情况可能需要紧急开胸。尽管需要调整通气设置,但在呼吸窘迫伴顽固性心律失常的情况下,也必须解决这一问题[23]。如要继续 NIVATS 应重新评估耗时的不安全操作,预防出现大血管出血的灾难性情况和随后要进行的复杂操作[24]。筛选合适的患者开展 NIVATS 技术已被认为是对传统 VATS 的有效替代或优化[25]。作为专业的手术团队,与麻醉师的持续互动是实施 NIVATS 的重点。即使是简单的操作,也要遵循标准的操作流程,避免不必要的风险。未来仍需要合理的专家共识进一步验证 NIVATS 的在并发症发生率和肿瘤治疗远期疗效,并扩大胸外科疾病的适应证。

五、小结

NIVATS 作为一种 VATS 的替代术式,在治疗多种不同类型的胸外科疾病方面都展示出了良好的疗效。与常规插管 VATS 相比,减少术后并发症,恢复更快,证实了其可行性和有效性。在胸外科和麻醉领域,为了安全地实施 NIVATS,专业的团队协作和筛选合适的患者显得非常重要。

参考文献

[1] Mineo TC, Tacconi F. From "awake" to "monitored anesthesia care" thoracic surgery: a 15 year evolution. Thorac Cancer. 2014;5(1):1–13.

[2] Pompeo E, Mineo D, Rogliani P, Sabato AF, Mineo TC. Feasibility and results of awake thoracoscopic resection of solitary pulmonary nodules. Ann Thorac Surg. 2004;78(5):1761–8.

[3] Lan L, Cen Y, Zhang C, Qiu Y, Ouyang B. A propensity score-matched analysis for non-intubated thoracic

surgery. Med Sci Monit. 2018;24:8081–7.

［4］ Zhang XX, Song CT, Gao Z, Zhou B, Wang HB, Gong Q, et al. A comparison of non-intubated video-assisted thoracic surgery with spontaneous ventilation and intubated video-assisted thoracic surgery: a meta-analysis based on 14 randomized controlled trials. J Thorac Dis. 2021;13(3):1624–40.

［5］ Cui F, Liu J, Li S, Yin W, Xin X, Shao W, et al. Tubeless video-assisted thoracoscopic surgery (VATS) under non-intubated, intravenous anesthesia with spontaneous ventilation and no placement of chest tube postoperatively. J Thorac Dis. 2016;8(8):2226–32.

［6］ David P, Pompeo E, Fabbi E, Dauri M. Surgical pneumothorax under spontaneous ventilation-effect on oxygenation and ventilation. Ann Transl Med. 2015;3(8):106.

［7］ Liu YJ, Hung MH, Hsu HH, Chen JS, Cheng YJ. Effects on respiration of nonintubated anesthesia in thoracoscopic surgery under spontaneous ventilation. Ann Transl Med. 2015;3(8):107.

［8］ Peng G, Liu M, Luo Q, Chen H, Yin W, Wang W, et al. Spontaneous ventilation anesthesia combined with uniportal and tubeless thoracoscopic lung biopsy in selected patients with interstitial lung diseases. J Thorac Dis. 2017;9(11):4494–501.

［9］ Pompeo E, Rogliani P, Atinkaya C, Guerrera F, Ruffini E, Iniguez-Garcia MA, et al. Nonintubated surgical biopsy of undetermined interstitial lung disease: a multicentre outcome analysis. Interact Cardiovasc Thorac Surg. 2019;28(5):744–50.

［10］ Liang H, Liu J, Wu S, Zhang Y, Liu H, Yang H, et al. Nonintubated spontaneous ventilation offers better short-term outcome for mediastinal tumor surgery. Ann Thorac Surg. 2019;108(4):1045–51.

［11］ Zhang K, Chen HG, Wu WB, Li XJ, Wu YH, Xu JN, et al. Non-intubated video-assisted thoracoscopic surgery vs. intubated video-assisted thoracoscopic surgery for thoracic disease: a systematic review and meta-analysis of 1684 cases. J Thorac Dis. 2019;11(8):3556–68.

［12］ Elkhouly A, Pompeo E. Nonintubated subxiphoid bilateral redo lung volume reduction surgery. Ann Thorac Surg. 2018;106(5):e277–e9.

［13］ Liu J, Cui F, Pompeo E, Gonzalez-Rivas D, Chen H, Yin W, et al. The impact of non-intubated versus intubated anaesthesia on early outcomes of video-assisted thoracoscopic anatomical resection in non-small-cell lung cancer: a propensity score matching analysis. Eur J Cardiothorac Surg. 2016;50(5):920–5.

［14］ Furák J, Paróczai D, Burián K, Szabó Z, Zombori T. Oncological advantage of nonintubated thoracic surgery: better compliance of adjuvant treatment after lung lobectomy. Thorac Cancer. 2020;11(11):3309–16.

［15］ Peng G, Cui F, Ang KL, Zhang X, Yin W, Shao W, et al. Non-intubated combined with video-assisted thoracoscopic in carinal reconstruction. J Thorac Dis. 2016;8(3):586–93.

［16］ Jiang L, Liu J, Gonzalez-Rivas D, Shargall Y, Kolb M, Shao W, et al. Thoracoscopic surgery for tracheal and carinal resection and reconstruction under spontaneous ventilation. J Thorac Cardiovasc Surg. 2018;155(6):2746–54.

［17］ Li S, Jiang L, Ang KL, Chen H, Dong Q, Yang H, et al. New tubeless video-assisted thoracoscopic surgery for small pulmonary nodules. Eur J Cardiothorac Surg. 2017;51(4):689–93.

［18］ Gonzalez-Rivas D, Yang Y, Guido W, Jiang G. Non-intubated (tubeless) uniportal video-assisted thoracoscopic lobectomy. Ann Cardiothorac Surg. 2016;5(2):151–3.

［19］ Liu CY, Hsu PK, Chien HC, Hsieh CC, Ting CK, Tsou MY. Tubeless single-port thoracoscopic sublobar resection: indication and safety. J Thorac Dis. 2018;10(6):3729–37.

［20］ He J, Liu J, Zhu C, Dai T, Cai K, Zhang Z, et al. Expert consensus on tubeless video-assisted thoracoscopic surgery (Guangzhou). J Thorac Dis. 2019;11(10):4101–8.

［21］ Mogahed MM, Elkahwagy MS. Paravertebral block versus intercostal nerve block in non-intubated uniportal video-assisted thoracoscopic surgery: a randomised controlled trial. Heart Lung Circ. 2020;29(5):800–7.

［22］ Irons JF, Martinez G. Anaesthetic considerations for non-intubated thoracic surgery. J Visc Surg. 2016;2:61.

[23] Lirio F, Galvez C, Bolufer S, Corcoles JM, Gonzalez-Rivas D. Tubeless major pulmonary resections. J Thorac Dis. 2018;10(Suppl 22):S2664–S70.

[24] Hung WT, Hung MH, Wang ML, Cheng YJ, Hsu HH, Chen JS. Nonintubated thoracoscopic surgery for lung tumor: seven years' experience with 1025 patients. Ann Thorac Surg. 2019;107(6):1607–12.

[25] Gonzalez-Rivas D, Bonome C, Fieira E, Aymerich H, Fernandez R, Delgado M, et al. Non-intubated video-assisted thoracoscopic lung resections: the future of thoracic surgery? Eur J Cardiothorac Surg. 2016;49(3):721–31.

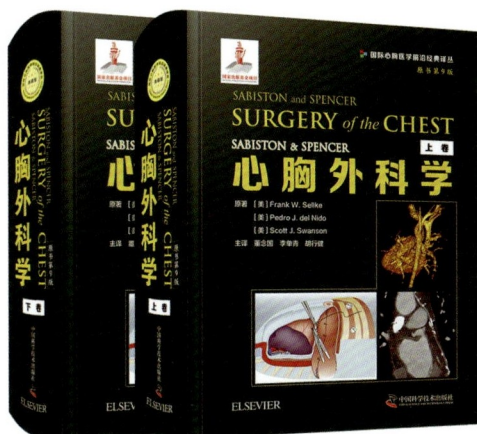

原著　[美] Frank W. Sellke

　　　[美] Pedro J. del Nido

　　　[美] Scott J. Swanson

主译　董念国　李单青　胡行健

定价　1000.00元（全两卷）

传承经典，全球畅销近 60 年　本书自面世以来一直紧跟心胸外科发展趋势，推陈出新。全新第 9 版系国内首次引进出版，分上下两卷，包含 3200 余幅精美图表，全面直观地呈现心胸外科技术。

匠心巨制，心胸外科大师云集　本书由 280 余位全球顶级心胸外科大师共同编撰，鸿篇巨制，是无与伦比的经验和智慧结晶。

全面权威，心胸外科实用指南　全书分为胸部手术、成人心脏手术和先天性心脏病手术三部分，所有章节内容均有更新，且新增战争相关胸部手术重症管理、先天性心脏手术患者的神经功能监测和神经发育结果、手术效果质量改进等章节，更加全面完整地涵盖心胸外科。

聚焦前沿，关注心胸外科热点　包含血管内支架和细胞疗法，新兴影像学技术和诊断方法，微创心胸外科手术和经皮外科设备等最新发展成果。

精心编排，提升读者阅读体验　内容精炼，条理清晰，便于读者快速检索所关注的内容。

中国科学技术出版社
相关图书推荐

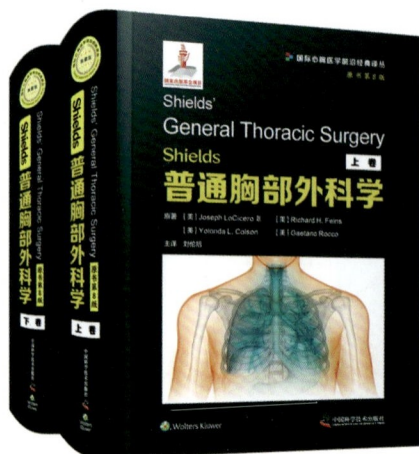

原著　[美] Joseph LoCicero III
　　　[美] Richard H. Feins
　　　[美] Yolonda L. Colson
　　　[美] Gaetano Rocco

主译　刘伦旭

定价　1000.00元（全两册）

50 年胸外国际金标准　*Shields' General Thoracic Surgery 8e* 在全球普通胸部外科学领域被誉为经典教材、黄金标准，凝聚了 150 余位国际优秀胸外专家的宝贵经验和集体智慧。经过 50 年的不断修订，目前已更新至第 8 版，由四川大学华西庆院品务副院长刘伦旭教授领衔土译，为国内初次引进翻译出版。

21 世纪胸外主题热点　深度破译复杂的统计分析，有效使用世界卫生组织国际疾病分类 (ICD10)，挖掘大数据集以进行具体决策，助力外科医生实践和医院环境开发，有效执行质量改进项目。

100 年胸外革新性里程碑　特别关注普通胸部外科的人工通气和微创时代的相关进展，两者均为胸部外科学 100 年发展进程中草新性的里程碑。

涵盖胸部疾病的方方面面　围绕胸壁疾病、胸膜疾病、膈肌疾病、气管疾病、肺部疾病、食管疾病、纵隔疾病和胸部创伤等，从解剖及生理、致病机制、临床表现、诊疗决策、外科治疗要点及手术操作细节等方面进行了详细阐述。

传承 Shields 博士杰出传统：内容全面、系统，语言简洁、精练。